一から学ぶ スケーリング・ルートプレーニング

一歯ずつわかる パーフェクトSRP＆メインテナンス

金子真弓 著
佐野明美

茂野啓示 編著

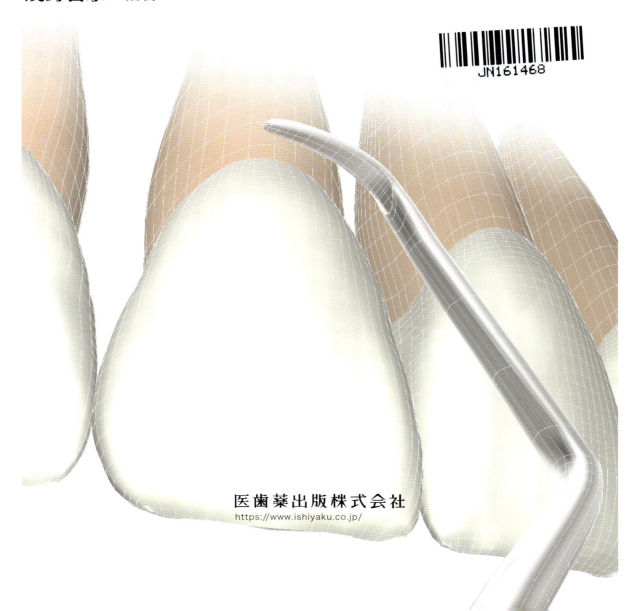

医歯薬出版株式会社
https://www.ishiyaku.co.jp/

著

金子真弓　　佐野明美　　北山茂野歯科医院（京都市北区）

編著

茂野啓示　　北山茂野歯科医院（京都市北区）

This book was originally published in Japanese
under title of :

ICHIKARA MANABU SUKĒRINGU・RŪTOPURĒNINGU

（Complete Illustrated Scaling and Root-Planing.
　for Perfect Professional Long-Term Periodontal Maintenance.）

KANEKO, Mayumi
SANO, Akemi
SHIGENO, Keiji
　Kitayama Shigeno Dental Office, Kyoto.

ⓒ 2016 1st ed.

ISHIYAKU PUBLISHERS, INC.
　7-10, Honkomagome 1 chome, Bunkyo-ku,
　Tokyo 113-8612, Japan

一から学ぶ スケーリング・ルートプレーニング
一歯ずつわかる パーフェクト SRP ＆メインテナンス

Preface

●基本の反復＝確実なスキルアップ＝プロフェッショナル ルーティン

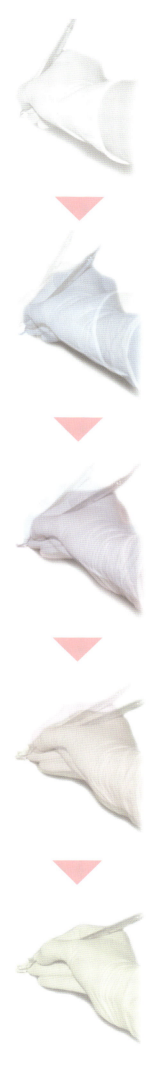

　近年，歯周病治療や歯科治療後のメインテナンスを目的に歯科医院に来院する患者さんが増えてきています．それに伴い，臨床現場で求められる歯科衛生士の役割や意義もより大きくなっているといえます．なぜなら担当する歯科衛生士の考え方や手技によって患者さんの口腔内の状態は左右されるといっても過言ではないからです．

　しかし，どのようにすれば歯周疾患治療の手技を向上していくことができるのか？──長年臨床に携わっていると，歯科衛生士の皆さんからさまざまな質問を受ける立場にもなってきました．最も多いのは，「何を使用したらよいのか？」という質問です．つまり，器具が先で，治療の考え方や，手技・手法は二の次ということです．

　確かに，歯周治療や歯科疾患の予防には多くの器具・器材が開発されていますが，まず治療に対する考え方を固めたうえで，それらの器具・器材をどう使いこなし，どのように患者さんに提供すればよいのか？　適正な器具の選択とその手技は？……ではないでしょうか．一番大切なのは，Back to the basics，「基本に立ち帰る」ということだと思います．

　根本を振り返り，基礎固めができてこそ，新しい知識や技術が身につきます．基礎固めができるとスキルアップのスピードは格段に上がります．自分が行った手技の結果，患者さんの生体の変化を検証することでさらに自分の観察力が，ひいてはスキルが向上するのです．

　歯科衛生士の仕事はとてもやりがいがあり，楽しいものです．基礎固めがしっかりできていることによって，長期にわたる歯科衛生士人生がより豊かに楽しくなるでしょう．基礎があることによって，操作を行う術者に与える身体的・精神的負担も軽減してくれるのです．

　本書では，実際の臨床現場の傍らにおいて使用できるように，写真とその解説をできるだけわかりやすくなるように努めたつもりです．また手技だけではなく，長期にわたって患者さんとどのようにかかわればよいかというエッセンスも，少しばかりですが解説しています．本書が，歯周病患者の減少と，臨床現場で悩んでいる皆さんのお役に少しでも立てれば著者冥利につきます．

2016 年 9 月

Authors；
著　者：金子真弓
　　　　佐野明美
編著者：茂野啓示
（京都市北区・北山茂野歯科医院）

一から学ぶ スケーリング・ルートプレーニング
一歯ずつわかる パーフェクトSRP＆メインテナンス

CONTENTS

I編　SRP Complete Graph
目で見てわかる！できる！SRP徹底分析

Part 1　総覧！　連続写真で見るSRPワーク

Guidance for This Part──I編 Part 1の読み方　5

上顎左側のSRP　8
- 1　上顎左側中切歯　8
- 2　上顎左側側切歯　9
- 3　上顎左側犬歯　10
- 4　上顎左側第一小臼歯　11
- 5　上顎左側第二小臼歯　12
- 6　上顎左側第一大臼歯　13
- 7　上顎左側第二大臼歯　14
- 上顎左側SRPのポイント　15

下顎右側のSRP　16
- 1　下顎右側中切歯　16
- 2　下顎右側側切歯　17
- 3　下顎右側犬歯　18
- 4　下顎右側第一小臼歯　19
- 5　下顎右側第二小臼歯　20
- 6　下顎右側第一大臼歯　21
- 7　下顎右側第二大臼歯　22
- 下顎右側SRPのポイント　23

Part 2　そこが知りたい！　難易度別SRP実践テクニック

Guidance for This Part──I編 Part 2の読み方　25

初級編：単根歯をマスターする
上下顎前歯部のSRP

1　下顎前歯部　26
- 下顎前歯部SRPにおける器具の選択　27
- 1．下顎前歯部唇側への施術詳細①　28
- 2．下顎前歯部舌側への施術詳細①　29
- 3．下顎前歯部唇側への施術詳細②　30
- 4．下顎前歯部舌側への施術詳細②　32
- ADVANCE　下顎前歯部叢生歯列への施術時の使用キュレットの選択　32
- Clinical Case　下顎前歯部のSRP　34

下顎6前歯部（ $\overline{3\mid3}$ ）の効率的なSRPの進め方	35
下顎前歯部SRP実践テクニックのポイント（左右側共通）	35

2　上顎前歯部　36

下顎前歯部SRPにおける使用器具による操作性の違い	37
1．上顎前歯部唇側への施術詳細①	38
2．上顎前歯部舌側への施術詳細①	39
3．上顎前歯部唇側への施術詳細②	40
4．上顎前歯部舌側への施術詳細②	42
ADVANCE　上顎前歯部に認められる特徴的形態；斜切痕（舌側歯頸裂溝）	43
Clinical Case　上顎前歯部のSRP	44
上顎6前歯部（ $3\mid3$ ）の効率的なSRPの進め方	45
上顎前歯部SRP実践テクニックのポイント（左右側共通）	45

中級編：単根歯-複根歯をマスターする
下顎臼歯部のSRP　46

1．下顎右側小臼歯部頰側への施術詳細	48
Column　ルートトランク・エナメルパール・エナメル突起	49
2．下顎右側大臼歯部頰側への施術詳細	50
3．下顎右側小臼歯部舌側への施術詳細	54
4．下顎右側大臼歯部舌側への施術詳細	55
下顎右側臼歯部（ $\overline{7\sim4\mid}$ ）の効率的なSRPの進め方	55
5．下顎左側小臼歯部頰側への施術詳細	56
6．下顎左側大臼歯部頰側への施術詳細	57
7．下顎左側小臼歯部舌側への施術詳細	58
8．下顎左側大臼歯部舌側への施術詳細	59
Clinical Case1　下顎右側臼歯部のSRP	60
Clinical Case2　下顎左側臼歯部のSRP	60
Advance Case 1　下顎臼歯部叢生部位のSRP	61
Advance Case 2　下顎右側臼歯部楔状欠損部のSRP	62
下顎左側臼歯部（ $\mid4\sim7$ ）の効率的なSRPの進め方	63
下顎臼歯部SRP実践テクニックのポイント（左右側共通）	63

上級編：複根歯をマスターする
上顎臼歯部のSRP　64

1．上顎右側小臼歯部頰側への施術詳細	66
2．上顎右側大臼歯部頰側への施術詳細	68
3．上顎右側小臼歯部口蓋側への施術詳細	70
4．上顎右側大臼歯部口蓋側への施術詳細	71
上顎右側臼歯部（ $7\sim4\mid$ ）の効率的なSRPの進め方	71
5．上顎左側小臼歯部頰側への施術詳細	72
6．上顎左側大臼歯部頰側への施術詳細	74
7．上顎左側小臼歯部口蓋側への施術詳細	76
8．上顎左側大臼歯部口蓋側への施術詳細	78
Clinical Case　上顎右側臼歯部のSRP	80
上顎左側臼歯部（ $\mid4\sim7$ ）の効率的なSRPの進め方	81
上顎臼歯部SRP実践テクニックのポイント（左右側共通）	81

II編 SRP Basics
復習！的確な SRP 実践のための基本ノウハウ

Part 1　SRPの基本テクニック—常に振り返りたい5大ポイント

Guidance for This Part——II編 Part 1の読み方　85

1　インスツルメントの正しい持ち方（把持法：執筆状変法）　86

2　シャープニング（タッチアップ）　87
　1．「キュレットを知る」　87
　2．シャープニング（タッチアップ）の手技と手順　88
　3．シャープニング（タッチアップ）の評価法　89

3　固定（フィンガーレスト）　90

4　ストローク　91
　1．ストロークの動作　91
　2．SRP終了の目安とは　93
　3．歯肉縁下へのキュレットの挿入法　95

5　ポジショニング　97
　1．ホームポジション　97
　2．処置時のポジション　97

常に振り返りたい5大ポイントのまとめ　99

Part 2　SRP実践のための基本知識

1　SRPの目的　101
　1．歯肉の炎症は，すべての歯科治療の妨げとなる　101
　2．スケーリング・ルートプレーニング（SRP）の目的とは？　102
　3．炎症のコントロールと咬合のコントロールで正常な歯周組織へ　103

2　歯周治療に必要な器材　105
　1．手用器具・手用スケーラー　105
　2．振動型器具（超音波スケーラー，エアスケーラー）　106
　3．その他　106

III編 Keys for Professional Maintenance
長期メインテナンスを実現するプロフェッショナルハイジニストワーク＆フィロソフィー

Part 1　症例に学ぶ！　長期継続来院患者育成のための7つのステップ

Guidance for This Part——III編 Part 1の読み方　111

1　歯周組織の診査・診断——治療の成否を分ける治療前準備（基礎資料の収集）　112
　1．プラークスコアの採得　112
　2．歯周ポケットの検査（プロービング）　113
　3．歯の動揺度の診査　117
　4．根分岐部病変の診査　117
　5．フレミタスの診査　118

	6．付着歯肉の幅の診査	118
	7．歯周組織診査チャートの作成	118

2　治療計画立案　　　　　　　　　　　　　　　　　　　　　　　　　　　　　120

 Clinical Case　　　　　　　　　　　　　　　　　　　　　　　　　　　　120
  Column　歯周治療を行う際のアポイントメントの回数は？？　　　　122

3　モチベーション　　　　　　　　　　　　　　　　　　　　　　　　　　　　125

4　ブラッシング指導（TBI，オーラルフィジオセラピー）　　　　　　　　127
 1．患者と術者によるプラーク付着部位の相互認識に基づく指導　　　127
 2．歯間部の清掃指導　　　　　　　　　　　　　　　　　　　　　　128
 3．術者みがき(王様の歯ブラシ)　　　　　　　　　　　　　　　　　129
 Clinical Case　　　　　　　　　　　　　　　　　　　　　　　　　　　　130

5　SRP　　　　　　　　　　　　　　　　　　　　　　　　　　　　　　　　　135
 1．術野の確認　　　　　　　　　　　　　　　　　　　　　　　　　135
 Clinical Case　　　　　　　　　　　　　　　　　　　　　　　　　　　　136

6　歯周組織の再評価　　　　　　　　　　　　　　　　　　　　　　　　　　140
 1．評価項目　　　　　　　　　　　　　　　　　　　　　　　　　　140
 2．再評価の実施　　　　　　　　　　　　　　　　　　　　　　　　140

7　メインテナンス　　　　　　　　　　　　　　　　　　　　　　　　　　　142
 1．長期メインテナンス実践のための極意　　　　　　　　　　　　　142
 2．メインテナンス実施時の"3つ"の力　　　　　　　　　　　　　142
 3．メインテナンスの具体的手法　　　　　　　　　　　　　　　　　144
  Column　インプラント周囲にプロービングは行う？　行わない？　147
 Clinical Case　　　　　　　　　　　　　　　　　　　　　　　　　　　　148

Part 2　チーム医療とコミュニケーション

Guidance for This Part——Ⅲ編 Part 2 の読み方　153

1　長期経過症例にみる 歯科衛生士 - 歯科医師間のコミュニケーション　154
 Stage 1　診査・診断，治療計画立案　　　　　　　　　　　　　　　154
 Stage 2　歯周初期治療後の再評価　　　　　　　　　　　　　　　　155
 Stage 3　歯周外科処置終了時　　　　　　　　　　　　　　　　　　156
 Stage 4　歯周外科処置後の再評価時　　　　　　　　　　　　　　　157
 Stage 5　メインテナンス移行時　　　　　　　　　　　　　　　　　157
 Stage 6　メインテナンス期間　　　　　　　　　　　　　　　　　　158

2　長期経過症例にみる 歯科衛生士 - 歯科衛生士間のコミュニケーション　162
 治療の流れ　　　　　　　　　　　　　　　　　　　　　　　　　　162
 メインテナンスの経過　　　　　　　　　　　　　　　　　　　　　164

Appendix　長期継続メインテナンス力アップのための 臨床で活きる Q & A　167

References　176
Index　177

Ⅰ編
SRP Complete Graph
目で見てわかる！できる！ SRP 徹底分析

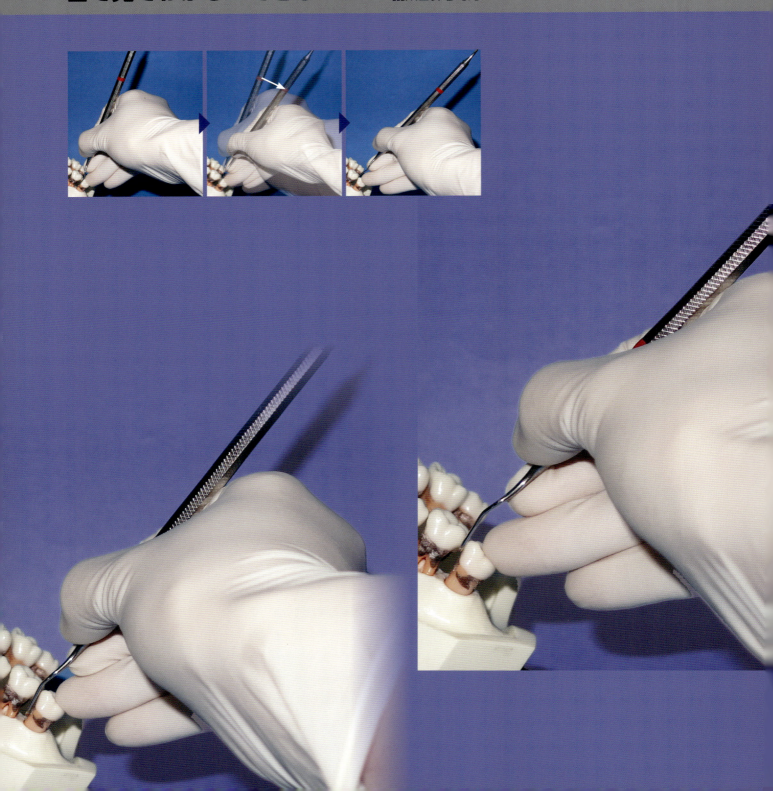

Part 1　総覧！　連続写真で見る SRP ワーク

Part 2　そこが知りたい！　難易度別 SRP 実践テクニック

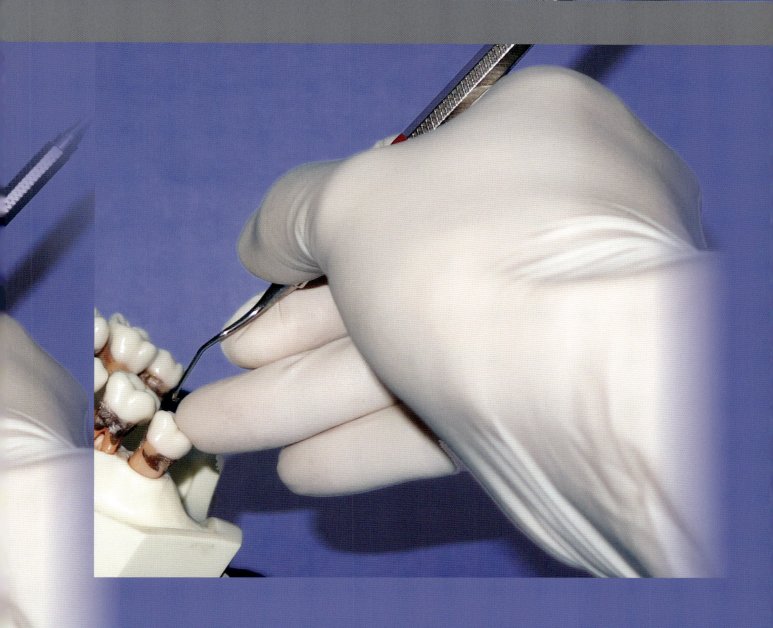

I編　SRP Complete Graph：目で見てわかる！できる！ SRP 徹底分析

Part 1
総覧！ 連続写真で見る SRP ワーク

Guidance for This Part .... I編 Part 1 の読み方

筆者らは通常，スケーリング・ルートプレーニングを総称して，"キュレッタージ"とよんでいます．しかし，本書ではスケーリング・ルートプレーニングを"SRP"と表記します．

本パートでは，実習模型上で上顎左側・下顎右側におけるSRP時の各歯面，唇・頬，舌・口蓋・隣接面におけるキュレット刃部（ブレード）の動きを解説しています．

直視しにくい部位について，臨床ではミラーテクニックを用いSRPを行うことが多いため，本書では下顎右側舌側施術時はミラーテクニックによるミラー像（鏡面像）により解説しています．臨床では上顎舌側・口蓋側はミラーテクニックを用いますが，このパートでは直視した場合を解説しています（ただし上顎前歯舌側遠心は鏡視を行っています）．

最初に上顎左側模型上で直視によるキュレット刃部の動きを学んだうえで，次に難易度が高くなるミラーテクニックを用いた下顎右側部へと読み進めて下さい．

■使用キュレットについて

前歯部は初心者が扱いやすい単屈曲型グレーシータイプキュレットNo. 5/6を，さらに歯根面に適合しやすいようにグレーシータイプキュレットミニファイブ（Gr. ミニF）も用いています．

筆者らは臨床で，グレーシータイプキュレット（Gr.）No.11/12, 13/14を主に使用しているため，小臼歯と大臼歯ではこの2本のキュレットの使用法を解説しています．本パートでは写真内で使用されているキュレット番号を記載しています．

グレーシーキュレットは以下の特徴を持ちます．

①カッティングエッジが片側のみに付与されている（片刃）ため，歯周ポケット内歯肉を不用意に傷つける危険性が少ない．

②すべてのタイプのグレーシーキュレットは，ラストシャンクに対して刃部のある面（フェイス）が70°の角度をもっている ⇒シャープニングが容易に行える．

③シャンクの彎曲は種々あり，それぞれ数字で区別されているが，ラストシャンクと刃部のあるフェイスの角度と形状は全て同じである． （下図参照）

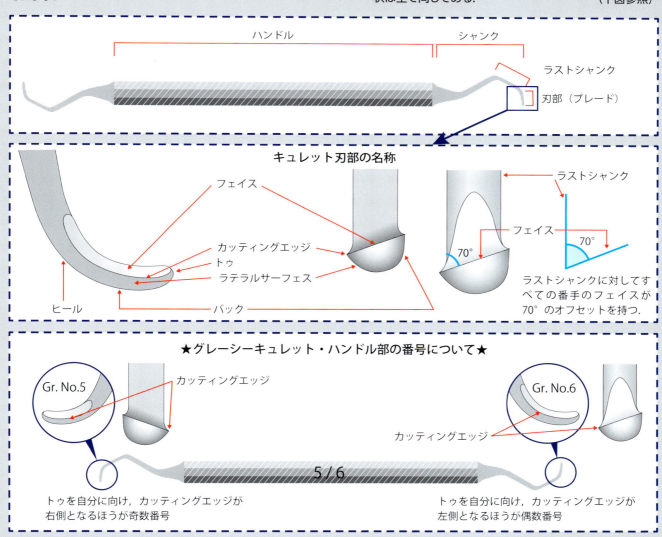

I編　SRP Complete Graph：目で見てわかる！できる！ SRP 徹底分析

■ **SRP 施術写真中の記号について**（凡例①）
　SRP 実施におけるキュレットの動きと，動作の基準となる位置を示します．

■ **各施術歯根面について**（凡例②）
・上下顎前歯部……歯根面を中央から半分で色分けを行い，唇側・舌側について解説します．
・上下顎臼歯部……頬側・舌側・口蓋側歯根面について，各歯根面を歯根遠心隅角部より近心と遠心に分けて解説します．各歯根面については隣接面を含む解説を行っています．

■ **施術手順の解説の法則について**（凡例③）
・施術時の術者目線…直視で施術している部位は「術者目線直視」と表記し解説します．直視では施術が困難な部位については，ミラーによる鏡視を推奨しているため，ミラー像（鏡面像）で解説しています．
　また隣接面については，わかりやすいように直視した際の像で解説します．
　（凡例③は前歯部）．

凡例①

視点

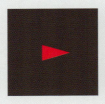 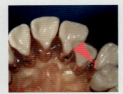

前歯部の中央線（青破線）と手順方向矢印
（①から②へ刃部を進める）

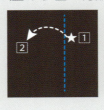 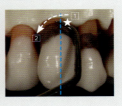

小・大臼歯部の開始線と手順方向矢印
（①から②へ刃部を進める）

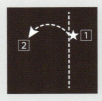 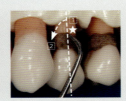

ハンドル操作
（AからBへ動く）

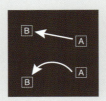 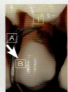

刃部の移動
（①から番号順に移動を示す）

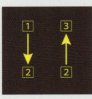

ラストシャンクと歯根面が平行

 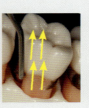

〈ポケット内で往復運動は行わない〉

直視を示すアイコン　　ミラー像を示すアイコン　　キュレットを示すアイコン

■ ポジショニングについて（凡例④）
　模型上での実習ですが，ポジショニングについては実際の臨床に応じてSRPを行い，それぞれの位置関係を示しています．
　上下顎前歯部は理想的なポジショニングを行う前提で歯根面を中央から半分に分けて片側ずつ解説を行っています．

■ 施術模型について
　ニッシンSRP実習用顎模型を使用しています．

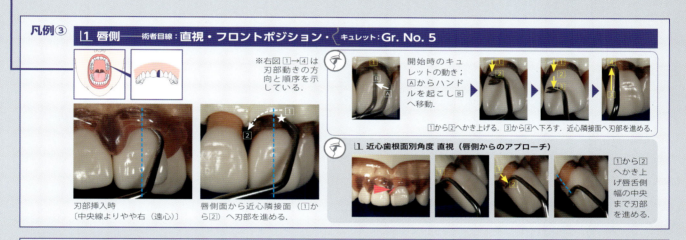

凡例④　術者のポジショニング

A フロントポジション…術者は患者に対して7～8時の位置

B サイドポジション…術者は患者に対して9～10時の位置

C バックポジション…術者は患者に対して11～1時の位置

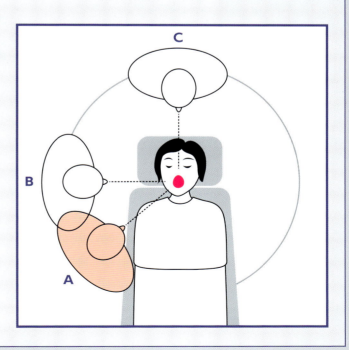

Part 1 上顎左側のSRP

1 上顎左側中切歯

｜1 唇側 ── 術者目線：直視・フロントポジション・ キュレット：Gr. No. 5

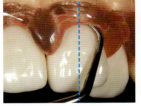
刃部挿入時
〔中央線よりやや右（遠心）〕

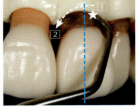
唇側面から近心隣接面（1から2）へ刃部を進める．

開始時のキュレットの動き；AからハンドルをB へ移動．

1から2へかき上げる．3から4へ下ろす．近心隣接面へ刃部を進める．

｜1 近心歯根面別角度 直視（唇側からのアプローチ）

1から2へかき上げ唇舌側幅の中央まで刃部を進める．

｜1 舌側 ── 術者目線：直視・フロントポジション・ キュレット：Gr. No. 6

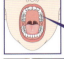

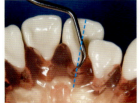
刃部挿入時
〔中央線よりやや右（遠心）〕

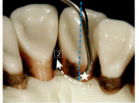
舌側面から近心隣接面（1から2）へ刃部を進める．

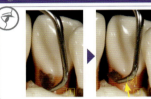
1から2へかき上げる．

｜1 近心歯根面別角度 直視（舌側からのアプローチ）

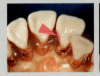

1から2へかき上げ唇舌側幅の中央まで刃部を進める．

｜1 唇側 ── 術者目線：直視・バックポジション・ キュレット：Gr. No. 6

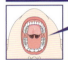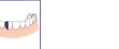

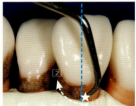
刃部挿入時
〔中央線よりやや右（近心）〕

唇側面から遠心隣接面（1から2）へ刃部を進める．

※右図1→4は刃部の動きの方向と順序を示している．

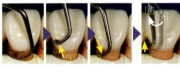
歯根隅角部のキュレットの動き；Aからハンドルをわずかに回しBへ移動．3から4へかき上げる．

ラストシャンクが歯根面と平行になるようにかき上げる．

｜1 遠心歯根面別角度 直視（唇側からのアプローチ）

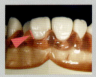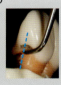

1から2へかき上げ唇舌側幅の中央まで刃部を進める．

｜1 舌側 ── 術者目線：鏡視・バックポジション・ キュレット：Gr. No. 5

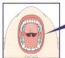

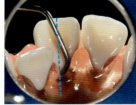
刃部挿入時
〔中央線よりやや右（近心）〕

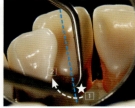
舌側面から遠心隣接面（1から2）へ刃部を進める．

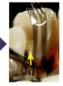
歯根隅角部のキュレットの動き；AからハンドルをわずかにまわしBへ移動．1から2へかき上げる．

舌側面から遠心隣接面へ向かう．

｜1 遠心歯根面別角度 直視（舌側からのアプローチ）

1から2へかき上げ唇舌側幅の中央まで刃部を進める．

Part 1 　上顎左側の SRP

|2　上顎左側側切歯

|2 唇側 — 術者目線：直視・フロントポジション・ キュレット：Gr. ミニ F. No. 5

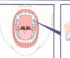

※右図 1→4 は刃部の動きの方向と順序を示している．

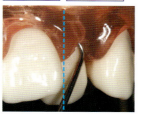

刃部挿入時〔中央線よりやや右（遠心）〕

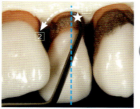

唇側面から近心隣接面（1から2）へ刃部を進める．

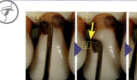 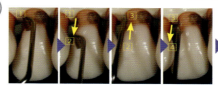

ラストシャンクが歯根面と平行になるようにかき上げる．

|2 近心歯根面別角度 直視（唇側からのアプローチ）

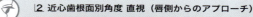 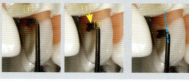

1から2へかき上げ唇舌側幅の中央まで刃部を進める．

|2 舌側 — 術者目線：直視・フロントポジション・ キュレット：Gr. ミニ F. No. 6

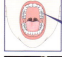 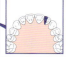

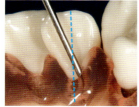

刃部挿入時〔中央線よりやや右（遠心）〕

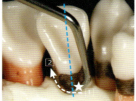

舌側面から近心隣接面（1から2）へ刃部を進める．

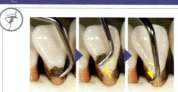

1から2へかき上げ2から3へ下ろす．　ラストシャンクが歯根面と平行になるように3から4へかき上げる．

|2 近心歯根面別角度 直視（舌側からのアプローチ）

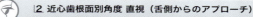 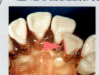

1から2へかき上げ唇舌側幅の中央まで刃部を進める．

|2 唇側 — 術者目線：直視・バックポジション・ キュレット：Gr. ミニ F. No. 6

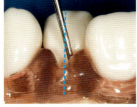

刃部挿入時〔中央線よりやや右（近心）〕

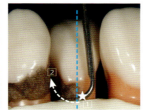

唇側面から遠心隣接面（1から2）へ刃部を進める．

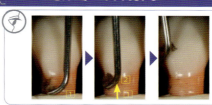

1から2へかき上げ唇側面から遠心隣接面へ刃部を進める．

|2 遠心歯根面別角度 直視（唇側からのアプローチ）

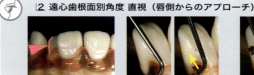

1から2へかき上げ唇舌側幅の中央まで刃部を進める．

|2 舌側 — 術者目線：鏡視・バックポジション・ キュレット：Gr. ミニ F. No. 5

 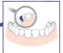

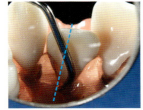

刃部挿入時〔中央線よりやや右（近心）〕

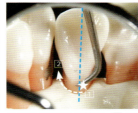

舌側面から遠心隣接面（1から2）へ刃部を進める．

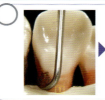 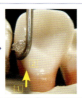

1から2へかき上げる．

|2 遠心歯根面別角度 直視（舌側からのアプローチ）

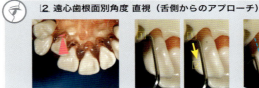 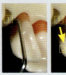

1から2へかき上げ唇舌側幅の中央まで刃部を進める．

Part 1　上顎左側のSRP

3　上顎左側犬歯

|3 唇側　——　術者目線：直視・フロントポジション・　キュレット：Gr. No. 5

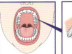
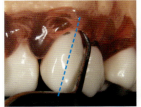
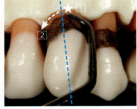

刃部挿入時〔中央線よりやや右（遠心）〕　　唇側面から近心隣接面（①から②）へ刃部を進める．

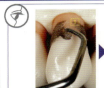

①から②へかき上げ②から③へ下ろし，③から④へかき上げる．

|3 近心歯根面別角度 直視（唇側からのアプローチ）

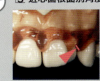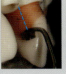

①から②へかき上げ唇舌側幅の中央まで刃部を進める．

|3 舌側　——　術者目線：直視・フロントポジション・　キュレット：Gr. ミニF. No. 6

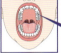
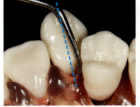
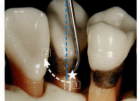

刃部挿入時〔中央線よりやや右（遠心）〕　　舌側面から近心隣接面（①から②）へ刃部を進める．

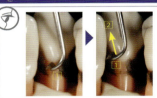

①から②へかき上げる．

|3 近心歯根面別角度 直視（舌側からのアプローチ）

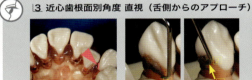

①から②へかき上げ唇舌側幅の中央まで刃部を進める．

|3 唇側　——　術者目線：直視・バックポジション・　キュレット：Gr. No. 6

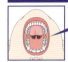
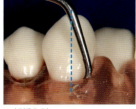
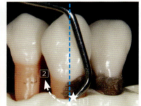

刃部挿入時〔中央線よりやや右（近心）〕　　唇側面から遠心隣接面（①から②）へ刃部を進める．

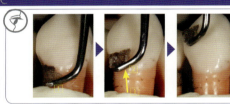

①から②へかき上げる．

|3 遠心歯根面別角度 直視（唇側からのアプローチ）

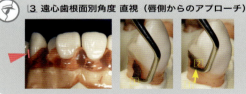

①から②へかき上げ唇舌側幅の中央まで刃部を進める．

|3 舌側　——　術者目線：鏡視・バックポジション・　キュレット：Gr. No. 5

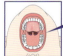
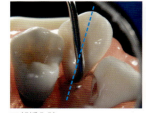
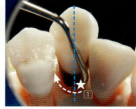

刃部挿入時〔中央線よりやや右（近心）〕　　舌側面から遠心隣接面（①から②）へ刃部を進める．

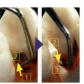

開始時のキュレットの動き；Aからハンドルを起こしBの位置へ移動．①から②へかき上げる．　②から③へ下ろす．　歯根隅角部のキュレットの動き；Aからハンドルをわずかに回しBへ移動．③から④へかき上げる．

|3 遠心歯根面別角度 直視（舌側からのアプローチ）

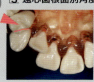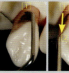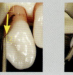

①から②へかき上げ唇舌側幅の中央まで刃部を進める．

Part 1 上顎左側のSRP

4 上顎左側第一小臼歯

|4 頬側 ──術者目線：直視・サイドポジション，フロントポジション・ キュレット：近心：Gr. No. 11・遠心：Gr. No. 14

近心

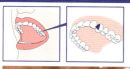
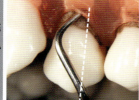

刃部挿入時（歯根遠心隅角部）

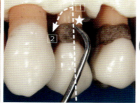

頬側面から近心隣接面（1から2）へ刃部を進める.

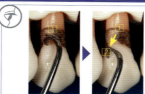

歯根隅角部のキュレットの動き；AからハンドルをわずかにまわしBへ移動. 1から2へかき上げる. 3から4へかき上げる.

|4 近心歯根面別角度 直視（頬側からのアプローチ）

1から2へかき上げ，頬舌側幅の中央まで刃部を進める.

遠心

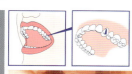
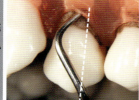

刃部挿入時（歯根遠心隅角部）

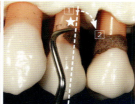

頬側面から遠心隣接面（1から2）へ刃部を進める.

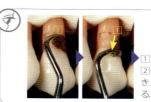

歯根隅角部のキュレットの動き；AからハンドルをわずかにまわしBへ移動. 1から2へかき上げる. 3から4へかき上げる.

|4 遠心歯根面別角度 直視（頬側からのアプローチ）

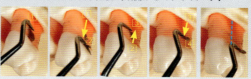

1から2へかき上げ2から3へ下ろし3から4へかき上げる. 頬舌側幅の中央まで刃部を進める.

|4 口蓋側 ──術者目線：直視・サイドポジション，フロントポジション・ キュレット：近心：Gr. No. 12・遠心：Gr. No. 13

近心

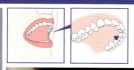
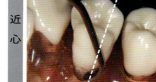

刃部挿入時（歯根遠心隅角部）

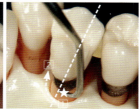

口蓋側面から近心隣接面（1から2）へ刃部を進める.

歯根隅角部のキュレットの動き；AからハンドルをわずかにまわしBへ移動. 1から2へかき上げる.

|4 近心歯根面別角度 直視（口蓋側からのアプローチ）

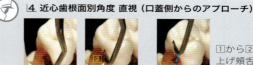

1から2へかき上げ頬舌側幅の中央まで刃部を進める.

遠心

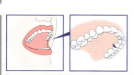
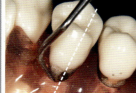

刃部挿入時（歯根遠心隅角部）

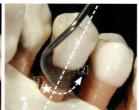

口蓋側面から遠心隣接面（1から2）へ刃部を進める.

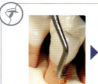 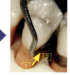

1から2へかき上げる. ラストシャンクが歯根面と平行になるようにかき上げる.

|4 遠心歯根面別角度 直視（口蓋側からのアプローチ）

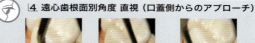
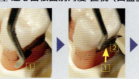

1から2へかき上げ頬舌側幅の中央まで刃部を進める.

Part 1　上顎左側の SRP

5　上顎左側第二小臼歯

５| 頰側　術者目線：直視・サイドポジション，フロントポジション・　キュレット：近心：Gr. No. 11・遠心：Gr. No. 14

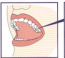

※右図 1→4 は刃部の動きの方向と順序を示している．

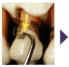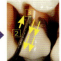

開始時のキュレットの動き；Aからハンドルを起こしBの位置へ移動．

1から2へかき上げ，隣接面ではラストシャンクと歯根面が平行となる．

近心

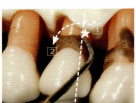

刃部挿入時（歯根遠心隅角部）　頰側面から近心隣接面（1から2）へ刃部を進める．

５| 近心歯根面別角度 直視（頰側からのアプローチ）

1から2へかき上げ頰舌側幅の中央まで刃部を進める．

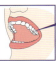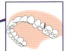

開始時のキュレットの動き；Aからハンドルを起こしBの位置へ移動．

1から2へかき上げ，頰側から遠心隣接面へ刃部を進める．

遠心

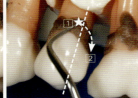

刃部挿入時（歯根遠心隅角部）　頰側面から遠心隣接面（1から2）へ刃部を進める．

５| 遠心歯根面別角度 直視（頰側からのアプローチ）

1から2へかき上げ頰舌側幅の中央まで刃部を進める．

５| 口蓋側　術者目線：直視・サイドポジション，フロントポジション・　キュレット：近心：Gr. No. 12・遠心：Gr. No. 13

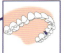

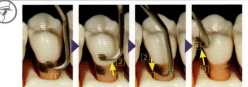

1から2へかき上げ2から3へ下ろす．3から4へかき上げる．

近心

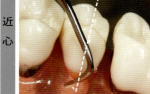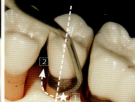

刃部挿入時（歯根遠心隅角部）　口蓋側面から近心隣接面（1から2）へ刃部を進める．

５| 近心歯根面別角度 直視（口蓋側からのアプローチ）

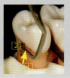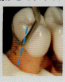

1から2へかき上げ頰舌側幅の中央まで刃部を進める．

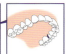

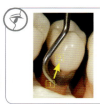

1から2へかき上げる．

遠心

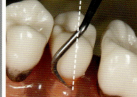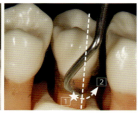

刃部挿入時（歯根遠心隅角部）　口蓋側面から遠心隣接面（1から2）へ刃部を進める．

５| 遠心歯根面別角度 直視（口蓋側からのアプローチ）

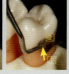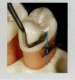

1から2へかき上げ，頰舌側幅の中央まで刃部を進める．

Part 1 上顎左側の SRP

6 上顎左側第一大臼歯

|6 頰側 ── 術者目線：直視・サイドポジション，フロントポジション・ キュレット：近心：Gr. No. 11・遠心：Gr. No. 14

近心

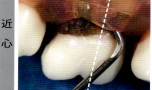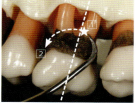

刃部挿入時（歯根遠心隅角部）　頰側面から近心隣接面（①から②）へ刃部を進める．

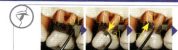
①から②へかき上げ②から③へ下ろす．③から④へかき上げ，④から⑤へ下ろす．⑤から⑥へかき上げる．ラストシャンクが歯根面と平行になるようにかき上げる．

|6 近心歯根面別角度 直視（頰側からのアプローチ）

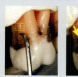

①から②へかき上げ頰舌側幅の中央まで刃部を進める．

遠心

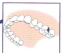

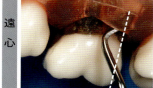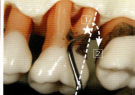

※右図①→④は刃部の動きの方向と順序を示している．

刃部挿入時（歯根遠心隅角部）　頰側面から遠心隣接面（①から②）へ刃部を進める．

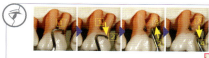
ラストシャンクが歯根面と平行になるようにかき上げる．

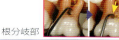
根分岐部

|6 遠心歯根面別角度 直視（頰側からのアプローチ）

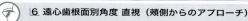

①から②へかき上げ②から③へ下ろす．③から④へかき上げ，頰舌側幅の中央まで刃部を進める．

|6 口蓋側 ── 術者目線：直視・サイドポジション，フロントポジション・ キュレット：近心：Gr. No. 12・遠心：Gr. No. 13

近心

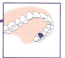

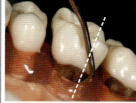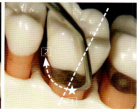

刃部挿入時（歯根遠心隅角部）　口蓋側面から近心隣接面（①から②）へ刃部を進める．

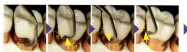
①から②へかき上げ②から③へ下ろす．③から④へかき上げる．ラストシャンクが歯根面と平行になるようにかき上げる．

|6 近心歯根面別角度 直視（口蓋側からのアプローチ）

①から②へかき上げ頰舌側幅の中央まで刃部を進める．

遠心

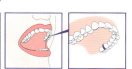

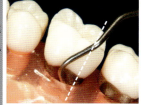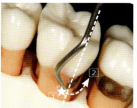

刃部挿入時（歯根遠心隅角部）　口蓋側面から遠心隣接面（①から②）へ刃部を進める．

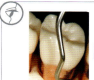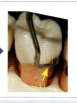
歯根隅角部のキュレットの動き；Ⓐからハンドルをわずかに回しⒷへ移動．①から②へかき上げる．

|6 遠心歯根面別角度 直視（口蓋側からのアプローチ）

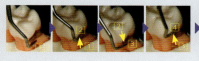

①から②へかき上げ②から③へ下ろす．③から④へかき上げる．頰舌側幅の中央まで刃部を進める．

Part 1 上顎左側のSRP

7 上顎左側第二大臼歯

7 頰側 ── 術者目線：直視・サイドポジション，フロントポジション・ キュレット：近心：Gr. No. 11・遠心：Gr. No. 14

近心

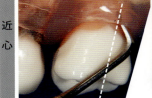
刃部挿入時（歯根遠心隅角部）
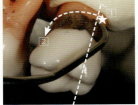
頰側面から近心隣接面（①から②）へ刃部を進める．

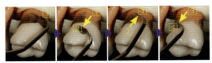
①から②へかき上げ②から③へ下ろす．③から④へかき上げる．
ラストシャンクが歯根面と平行になるようにかき上げる．

7 近心歯根面別角度 直視（頰側からのアプローチ）
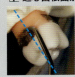
頰舌側幅の中央まで刃部を進める．

遠心

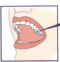 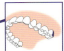
※右図①→④は刃部の動きの方向と順序を示している．

刃部挿入時（歯根遠心隅角部）
頰側面から遠心隣接面（①から②）へ刃部を進める．

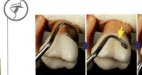
ラストシャンクが歯根面と平行になるようにかき上げる．

7 遠心歯根面別角度 直視（頰側からのアプローチ）
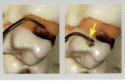
①から②へかき上げ頰舌側幅の中央まで刃部を進める．

7 口蓋側 ── 術者目線：直視・サイドポジション，フロントポジション・ キュレット：近心：Gr. No. 12・遠心：Gr. No. 13

近心

※右図①→⑥は刃部の動きの方向と順序を示している．

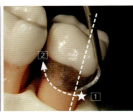
刃部挿入時（歯根遠心隅角部）
口蓋側面から近心隣接面（①から②）へ刃部を進める．

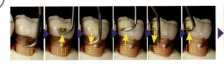
ラストシャンクが歯根面と平行になるようにかき上げる．

7 近心歯根面別角度 直視（口蓋側からのアプローチ）
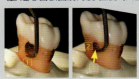
①から②へかき上げ頰舌側幅の中央まで刃部を進める．

遠心

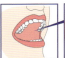
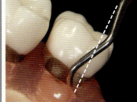
刃部挿入時（歯根遠心隅角部）
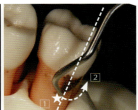
口蓋側面から遠心隣接面（①から②）へ刃部を進める．

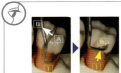
開始時のキュレットの動き；Aからハンドルを起こしBへ移動．①から②へかき上げる．
ラストシャンクが歯根面と平行になるようにかき上げる．

7 遠心歯根面別角度 直視（口蓋側からのアプローチ）

①から②へかき上げ頰舌側幅の中央まで刃部を進める．

上顎左側 SRP のポイント

■ 術野の視認について

臨床においてミラーテクニック（鏡視）を用いると，術者の身体的な疲労度は少なくなります．

本書では直視下におけるキュレット刃部の動きの解説を行いましたが，初心者の場合は，まず直視で行い，キュレット刃部の動きが理解できたら舌側，口蓋側および小臼歯，大臼歯部の頬側遠心面はミラーテクニックで SRP を行うことに挑戦して下さい．

直視の場合は，患者頭部の傾きやヘッドレストの調節をしっかり行わないと術野を直視できないので留意して下さい．

Point！
直視でSRPを行う際のポイント

- 上顎前歯部舌側……患者のヘッドレストを動かし頭部を後屈させる．下顎前歯唇面が床面と平行になるように調節する．術者の位置は 7～8 時の位置（フロントポジション）．
- 上顎左側臼歯部口蓋側……患者頭部を術者とは反対側（術者の位置は 9 時の位置（サイドポジション）もしくは 7～8 時の位置（フロントポジション））に傾けてもらう．
- 上顎左側臼歯部頬側……患者頭部を術者側（術者の位置は 9 時の位置（サイドポジション））に傾けてもらう．
- ＊特に口蓋側施術時は，鏡視を行わない場合でもミラーにライトを反射させ歯面を照らすと（間接照明）視野が明るくなる．

■ キュレット刃部の動きについて

特に注意しなければいけないのは歯根隅角部から隣接面（唇・頬側から隣接面，舌・口蓋側から隣接面への移行）にキュレットを移行する際の刃部の動きです．刃部が歯根面から離れると組織を損傷するので注意が必要です．

Point！

- 歯根隅角あたりで垂直ストロークを行うと同時にハンドルを拇指で少しずつ回転させる．
- 刃部の先端1/3が適合した状態でキュレットを動かし歯根隅角部へ移行する．

臨床において刃部は歯肉縁下にあるため，目で見て確認することは困難です．刃部が効果的に歯石をとらえ，作業効率がよい状態かを知るためにラストシャンクは視覚指標になるといえます．

Point！

- つねに，歯根面とラストシャンクが平行になっているかどうかを確認する．

Part 1 下顎右側のSRP

1 下顎右側中切歯

1 唇側 ── 術者目線：直視・フロントポジション・ キュレット：Gr. ミニ F. No. 6

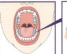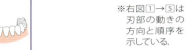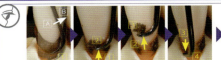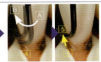

※右図 1→5 は刃部の動きの方向と順序を示している.

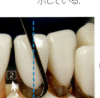

開始時のキュレットの動き；Aからハンドルを起こしBへ移動.

歯根隅角部のキュレットの動き；Aからハンドルをわずかに回しBへ移動. 4から5へかき上げる.

刃部挿入時〔中央線よりやや右（近心）〕

唇側面から遠心隣接面（1から2）へ刃部を進める.

1 遠心歯根面別角度 直視（唇側からのアプローチ）

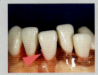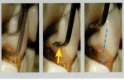

1から2へかき上げ唇舌側幅の中央まで刃部を進める.

1 舌側 ── 術者目線：鏡視・フロントポジション・ キュレット：Gr. ミニ F. No. 5

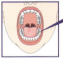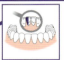

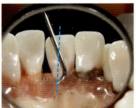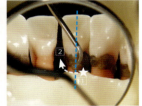

刃部挿入時〔中央線よりやや右（近心）〕

舌側面から遠心隣接面（1から2）へ刃部を進める.

開始時のキュレットの動き；Aからハンドルを起こしBへ移動.

1から2へかき上げる.

1 遠心歯根面別角度 直視（舌側からのアプローチ）

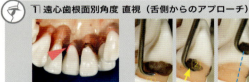

1から2へかき上げ唇舌側幅の中央まで刃部を進める.

1 唇側 ── 術者目線：直視・バックポジション・ キュレット：Gr. ミニ F. No. 5

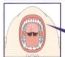

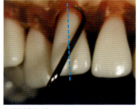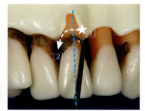

刃部挿入時〔中央線よりやや右（遠心）〕

唇側面から近心隣接面（1から2）へ刃部を進める.

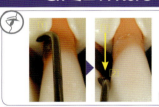

1から2へかき上げる.

1 近心歯根面別角度 直視（唇側からのアプローチ）

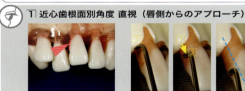

1から2へかき上げ唇舌側幅の中央まで刃部を進める.

1 舌側 ── 術者目線：鏡視・バックポジション・ キュレット：Gr. ミニ F. No. 6

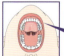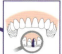

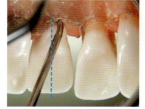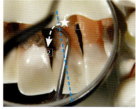

刃部挿入時〔中央線よりやや右（遠心）〕

舌側面から近心隣接面（1から2）へ刃部を進める.

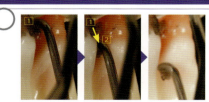

1から2へかき上げ近心隣接面へ刃部を進める.

1 近心歯根面別角度 直視（舌側からのアプローチ）

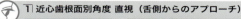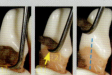

1から2へかき上げ唇舌側幅の中央まで刃部を進める.

Part 1 下顎右側のSRP

2 下顎右側側切歯

2 唇側 ── 術者目線：直視・フロントポジション・ キュレット：Gr. ミニF. No. 6

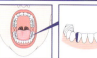

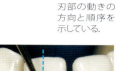

刃部挿入時
〔中央線よりやや右（近心）〕

唇側面から遠心隣接面（1から2）へ刃部を進める.

※右図1→4は刃部の動きの方向と順序を示している.

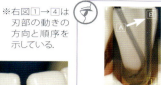
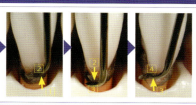

開始時のキュレットの動き；AからハンドルをBへ移動.

2 遠心歯根面別角度 直視（唇側からのアプローチ）

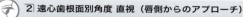

1から2へかき上げ2から3へ下ろす. 唇舌側幅の中央まで刃部を進める.

2 舌側 ── 術者目線：鏡視・フロントポジション・ キュレット：Gr. ミニF. No. 5

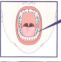
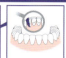

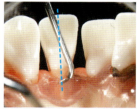
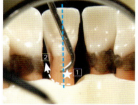

刃部挿入時
〔中央線よりやや右（近心）〕

舌側面から遠心隣接面（1から2）へ刃部を進める.

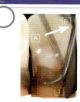

開始時のキュレットの動き；AからハンドルをBへ移動.

1から2へかき上げる.

2 遠心歯根面別角度 直視（舌側からのアプローチ）

1から2へかき上げ唇舌側幅の中央まで刃部を進める.

2 唇側 ── 術者目線：直視・バックポジション・ キュレット：Gr. ミニF. No. 5

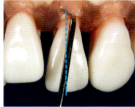
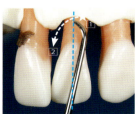

刃部挿入時
〔中央線よりやや右（遠心）〕

唇側面から近心隣接面（1から2）へ刃部を進める.

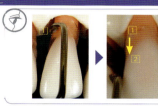

1から2へかき上げる.

2 近心歯根面別角度 直視（唇側からのアプローチ）

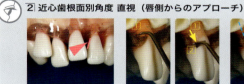

1から2へかき上げ唇舌側幅の中央まで刃部を進める.

2 舌側 ── 術者目線：鏡視・バックポジション・ キュレット：Gr. ミニF. No. 6

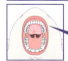

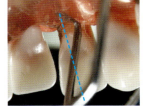
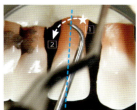

刃部挿入時
〔中央線よりやや右（遠心）〕

舌側面から近心隣接面（1から2）へ刃部を進める.

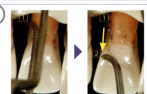

1から2へかき上げる.

2 近心歯根面別角度 直視（舌側からのアプローチ）

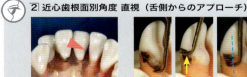

1から2へかき上げ唇舌側幅の中央まで刃部を進める.

Part 1　下顎右側のSRP

3 下顎右側犬歯

3| 唇側 —— 術者目線：直視・フロントポジション・ キュレット：Gr. No. 6

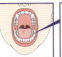

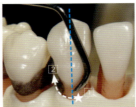

刃部挿入時〔中央線よりやや右（近心）〕

唇側面から遠心隣接面（1から2）へ刃部を進める。

※右図1→4は刃部の動きの方向と順序を示している。

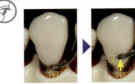 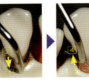

歯根隅角部のキュレットの動き；刃部の先端1/3が適合した状態で3から4へかき上げる。

3| 遠心歯根面別角度 直視（唇側からのアプローチ）

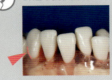 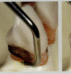

1から2へかき上げ唇舌側幅の中央まで刃部を進める。

3| 舌側 —— 術者目線：鏡視・フロントポジション・ キュレット：Gr. ミニF. No. 5

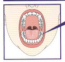 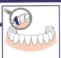

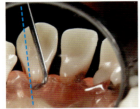 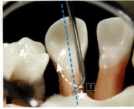

刃部挿入時〔中央線よりやや右（近心）〕

舌側面から遠心隣接面（1から2）へ刃部を進める。

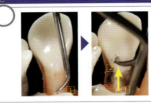

1から2へかき上げる。

3| 遠心歯根面別角度 直視（舌側からのアプローチ）

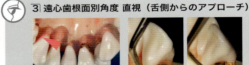

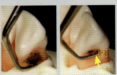

1から2へかき上げ唇舌側幅の中央まで刃部を進める。

3| 唇側 —— 術者目線：直視・バックポジション・ キュレット：Gr. No. 5

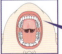

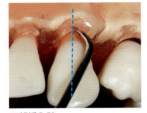 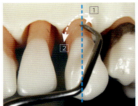

刃部挿入時〔中央線よりやや右（遠心）〕

唇側面から近心隣接面（1から2）へ刃部を進める。

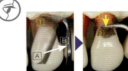 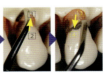

開始時のキュレットの動き；Aからハンドルを起こしBへの移動。1から2へかき上げる。

歯根隅角部のキュレットの動き；刃部の先端1/3が適合した状態で3から4へかき上げる。

3| 近心歯根面別角度 直視（唇側からのアプローチ）

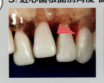

1から2へかき上げ唇舌側幅の中央まで刃部を進める。

3| 舌側 —— 術者目線：鏡視・バックポジション・ キュレット：Gr. ミニF. No. 6

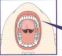 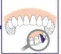

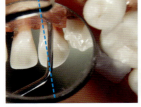 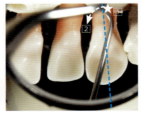

刃部挿入時〔中央線よりやや右（遠心）〕

舌側面から近心隣接面（1から2）へ刃部を進める。

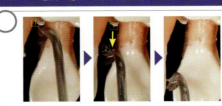

歯根隅角部のキュレットの動き；刃部の先端1/3が適合した状態で近心歯根隅角部を1から2へかき上げる。

3| 近心歯根面別角度 直視（舌側からのアプローチ）

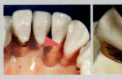 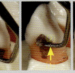 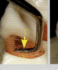 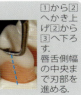

1から2へかき上げ2から3へ下ろす。唇舌側幅の中央まで刃部を進める。

Part 1 下顎右側のSRP

4 下顎右側第一小臼歯

4 頬側 — 術者目線：直視・サイドポジション・ キュレット：近心；Gr. No. 11・遠心；Gr. No. 14

近心

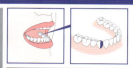
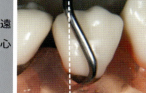
刃部挿入時（歯根遠心隅角部）

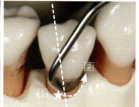
頬側面から近心隣接面（①から②）へ刃部を進める．

開始時のキュレットの動き；Aからハンドルを起こしBへ移動．①から②へかき上げる．

歯根隅角部のキュレットの動き；キュレットを刃部の先端1/3が適合した状態でハンドルをやや回し込む（AからBへ）．②から③に下ろす．

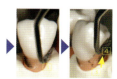
頬側面から近心隣接面に向かい③から④へかき上げる．

頬舌側幅の中央まで刃部を進める．

遠心

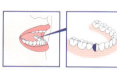
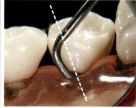
刃部挿入時（歯根遠心隅角部）

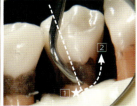
頬側面から遠心隣接面（①から②）へ刃部を進める．

①から②へかき上げる．

4 遠心歯根面別角度 直視（頬側からのアプローチ）

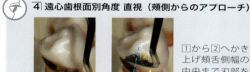
①から②へかき上げ頬舌側幅の中央まで刃部を進める．

4 舌側 — 術者目線：鏡視・サイドポジション・ キュレット：近心；Gr. No. 12・遠心；Gr. No. 13

近心

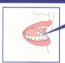
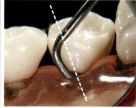

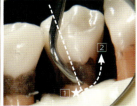
刃部挿入時（歯根遠心隅角部）　舌側面から近心隣接面（①から②）へ刃部を進める．

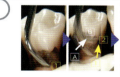
①から歯石の下に位置づけ歯根面と平行になるようカッティングエッジをAからBへ起こし，①から②へかき上げる．

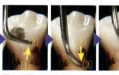
②から③に下ろし③から④へかき上げる．

4 近心歯根面別角度 直視（舌側からのアプローチ）

①から②へかき上げ頬舌側幅の中央まで刃部を進める．

遠心

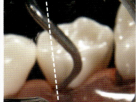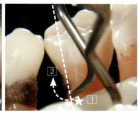
刃部挿入時（歯根遠心隅角部）　舌側面から遠心隣接面（①から②）へ刃部を進める．

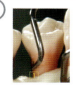
①から遠心隣接面へ刃部を進める．

ラストシャンクが歯根面と平行になるようにかき上げる．

4 遠心歯根面別角度 直視（舌側からのアプローチ）

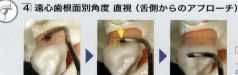
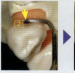
①から②へかき上げ頬舌側幅の中央まで刃部を進める．

Part 1 下顎右側のSRP

5 下顎右側第二小臼歯

5 頬側 ── 術者目線：直視・サイドポジション・ キュレット：近心：Gr. No. 11・遠心：Gr. No. 14

※右図1→4は刃部の動きの方向と順序を示している.

開始時のキュレットの動き；Aからハンドルを起こしBへ移動.

歯根隅角部のキュレットの動き；ハンドルを回し（AからBへ）、歯根近心隅角部へ向かう.

ラストシャンクと歯根面は平行となる.

近心

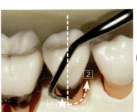

刃部挿入時（歯根遠心隅角部）　頬側面から近心隣接面（1から2）へ刃部を進める.

5 近心歯根面別角度 直視（頬側からのアプローチ）

1から2へかき上げ頬舌側幅の中央まで刃部を進める.

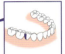

開始時のキュレットの動き；Aからハンドルを起こしBへ移動. 1から2へかき上げる.

2から3へかき上げる.

遠心

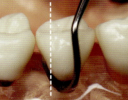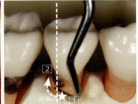

刃部挿入時（歯根遠心隅角部）　頬側面から遠心隣接面（1から2）へ刃部を進める.

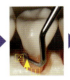

5 遠心歯根面別角度 直視（頬側からのアプローチ）

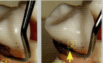

1から2へかき上げ頬舌側幅の中央まで刃部を進める.

5 舌側 ── 術者目線：鏡視・サイドポジション・ キュレット：近心：Gr. No. 12・遠心：Gr. No. 13

ラストシャンクと歯根面が平行になるようカッティングエッジを起こし1から2へかき上げる. 2から3へ下ろし3から4へかき上げる.

近心

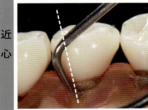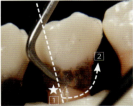

刃部挿入時（歯根遠心隅角部）　舌側面から近心隣接面（1から2）へ刃部を進める.

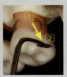

5 近心歯根面別角度 直視（舌側からのアプローチ）

1から2へかき上げ頬舌側幅の中央まで刃部を進める.

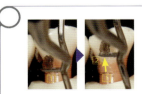

1から2へかき上げる.

遠心

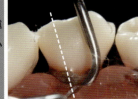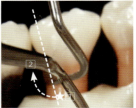

刃部挿入時（歯根遠心隅角部）　舌側面から遠心隣接面（1から2）へ刃部を進める.

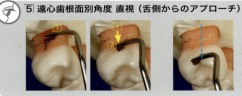

5 遠心歯根面別角度 直視（舌側からのアプローチ）

1から2へかき上げ頬舌側幅の中央まで刃部を進める.

Part 1 下顎右側の SRP

6 下顎右側第一大臼歯

6̄ 頰側 — 術者目線：直視・サイドポジション・ キュレット：近心：Gr. No. 11・遠心：Gr. No. 14

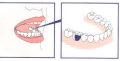

近心

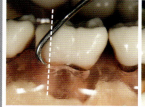
刃部挿入時（歯根遠心隅角部）

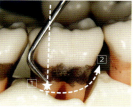
頰側面から近心隣接面（1から2）へ刃部を進める.

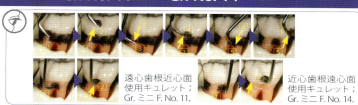
※右図 1→6 は刃部の動きの方向と順序を示している．

遠心歯根近心面 使用キュレット： Gr. ミニ F. No. 11.

近心歯根遠心面 使用キュレット： Gr. ミニ F. No. 14.

6̄ 近心歯根面別角度 直視（頰側からのアプローチ）

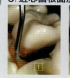 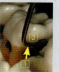

1から2へかき上げ頰舌側幅の中央まで刃部を進める.

遠心

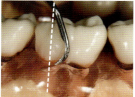
刃部挿入時（歯根遠心隅角部）

頰側面から遠心隣接面（1から2）へ刃部を進める.

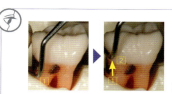
1から2へかき上げる.

6̄ 遠心歯根面別角度 直視（頰側からのアプローチ）

 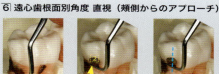

1から2へかき上げ頰舌側幅の中央まで刃部を進める.

6̄ 舌側 — 術者目線：鏡視・サイドポジション・ キュレット：近心：Gr. No. 12・遠心：Gr. No. 13

近心

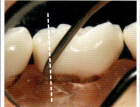
刃部挿入時（歯根遠心隅角部）

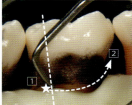
舌側面から近心隣接面（1から2）へ刃部を進める.

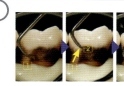
※右図 1→6 は刃部の動きの方向と順序を示している．

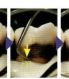 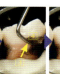 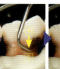 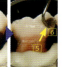

6̄ 近心歯根面別角度 直視（舌側からのアプローチ）

1から2へかき上げ2から3へ下ろす. 頰舌側幅の中央まで刃部を進める.

遠心

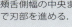
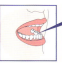

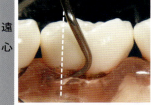
刃部挿入時（歯根遠心隅角部）

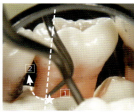
舌側面から遠心隣接面（1から2）へ刃部を進める.

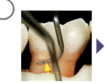 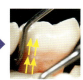
1から2へかき上げる. 舌側面から遠心隣接面へ向かう. ラストシャンクと歯根面は平行となる.

 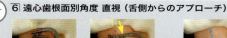

6̄ 遠心歯根面別角度 直視（舌側からのアプローチ）

1から2へかき上げ頰舌側幅の中央まで刃部を進める.

Part 1 下顎右側のSRP

7 下顎右側第二大臼歯

7 頬側 ── 術者目線：直視・サイドポジション・ キュレット：近心：Gr. No. 11・遠心：No. 14

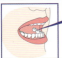

※右図1→6は刃部の動きの方向と順序を示している．

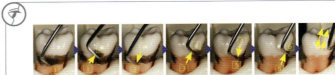

ラストシャンクと歯根面は平行となる．

近心

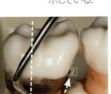

刃部挿入時（歯根遠心隅角部） ／ 頬側面から近心隣接面（1から2）へ刃部を進める．

7 近心歯根面別角度 直視（頬側からのアプローチ）

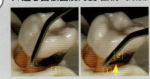

1から2へかき上げ頬舌側幅の中央まで刃部を進める．

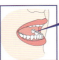

遠心

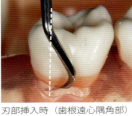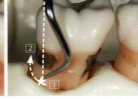

刃部挿入時（歯根遠心隅角部） ／ 頬側面から遠心隣接面（1から2）へ刃部を進める．

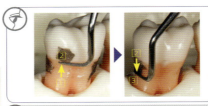

1から2へかき上げる．
2から3へ下ろす．

7 遠心歯根面別角度 直視（頬側からのアプローチ）

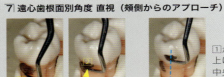

1から2へかき上げ頬舌側幅の中央まで刃部を進める．

7 舌側 ── 術者目線：鏡視・サイドポジション・ キュレット：近心：Gr. No. 12・遠心：No. 13

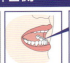

近心

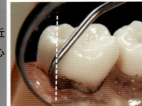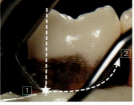

刃部挿入時（歯根遠心隅角部） ／ 舌側面から近心隣接面（1から2）へ刃部を進める．

1から2へかき上げる．

7 近心歯根面別角度 直視（舌側からのアプローチ）

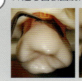

1から2へかき上げ頬舌側幅の中央まで刃部を進める．

遠心

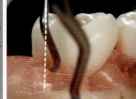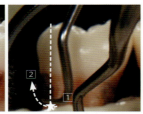

刃部挿入時（歯根遠心隅角部） ／ 舌側面から遠心隣接面（1から2）へ刃部を進める．

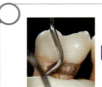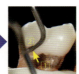

1から2へかき上げる．

7 遠心歯根面別角度 直視（舌側からのアプローチ）

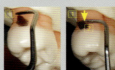

1から2へかき上げ頬舌側幅の中央まで刃部を進める．

下顎右側 SRP のポイント

■ 術野の視認について

　実際の臨床において下顎（特に舌側）は，舌や唾液によって視野が妨げられ，SRP が困難になるときがあります．本書では舌側の SRP をミラーテクニック（鏡視）で解説していますが，初心者の方には習熟を要するため，まず初めは直視で SRP を行い，慣れてきたらミラーテクニックを用いて下さい．

> ✓ **Point！**
> **直視でSRPを行う際のポイント**
>
> ・下顎前歯部舌側……患者のヘッドレストの位置を上げ，顎を引いてもらい上顎唇面が床面と平行になるように患者頭部を位置づける．術者の位置は 12 時の位置（バックポジション）．
> ・下顎右側臼歯部舌側……患者頭位を術者側（術者の位置はおよそ 9 時の位置；サイドポジション）に傾けてもらう．
> ＊鏡視する際の注意点
> 　舌側のSRPを行う場合，ミラーで不用意に口腔底を押しつけすぎないように注意が必要．

■ キュレット刃部の動きについて

　上顎施術時と同様に歯根隅角部から隣接面にキュレットが移行する際の刃部の動きや，視覚指標となるラストシャンクと歯根面との関係は重要です．

　また下顎前歯部は，歯根の形態に適した刃部を持つキュレットの選択を行うと不用意に軟組織に損傷を与えることがなくなります．

Ⅰ編　SRP Complete Graph：目で見てわかる！できる！SRP徹底分析

Part 2

そこが知りたい！
難易度別SRP実践テクニック

Guidance for This Part ··· I編 Part 2 の読み方

　Part 1では実習模型上における刃部（ブレード）の動きを中心に解説しました．Part 2では，SRP実施のレベルを歯根形態によって初級・中級・上級と3つの難易度に分け，実際の臨床例も交えてテクニックを細かく解説していきます．
- 初級編では，まず歯根の表面積が小さく初心者がアプローチしやすい下顎前歯部，次に上顎前歯部の順に，
- 中級編では上顎と比較して歯根本数が少ない下顎小臼歯・大臼歯を，
- 上級編では下顎と比較して歯根本数が多い上顎小臼歯・大臼歯を

解説しています．もちろん，初級の上下顎前歯部（初級），下顎臼歯部（中級）においても，歯種の解剖学的形態の特徴的な難しさに応じて，難易度が高いテクニック（ADVANCE）も必要になります．しかし臨床の場では口腔内の状況もさまざまであり，施術者が臨機応変に対応していくことが必要となるため，このような構成にしました．
　各レベルについては，最初の頁において，施術歯面・各部位施術時の術者のポジショニング・患者頭部の傾き・鏡視または直視における使用キュレットをまとめて記述しています．実際の臨床でも，チェアサイドで本章を開いて，SRPの実践に役立てていただけるものと思います．

■準備するもの（105頁参照）
① グレーシー型キュレット…複屈曲型の No.11/12，No.13/14 を主に用い，予備として No.5/6，No.7/8（単屈曲型）を準備（本パートでは No. 5/6 を使用）．
② ミラー…原則として表面反射のミラーを用いる
③ プローブ…CP11
④ 3A エキスプローラー（探針）
　　（&⑤ ファインセラミックストーン…本パート内では特に触れていない）

■ポジショニング（凡例）
凡例-A　フロントポジション…術者は患者に対して 7～8 時の位置
凡例-B　サイドポジション……術者は患者に対して 9～10 時の位置
凡例-C　バックポジション……術者は患者に対して 11 時～1 時の位置

■患者頭位の方向（凡例）
頭位を矢印の方向に向け顎を上げる‥ ↗ または ↖，
頭位を矢印の方向に向け顎を引く‥‥ ↘ または ↙．

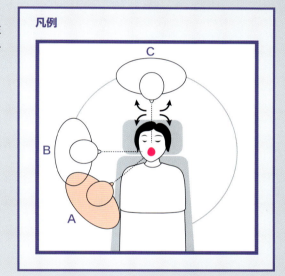

凡例

重要確認事項

★インスツルメント（キュレット，プローブ，3A エキスプローラー）の持ち方
　基本的に modified pen grasp（執筆状変法）で把持します〔示指（人差し指），中指の内腹側を拇指（親指）の内腹側と向かい合わせ，器具をしっかり 3 点で保持する〕．このことによって歯石除去およびルートプレーニング時のキュレットのストローク（かき上げ操作）が確実になります（86頁参照）．

★ SRP 時のストローク
　SRPは引く動作によって行われ，垂直，斜め，水平方向の 3 つの動かし方を用います．しかし，水平ストロークを用いる場合は限定されるため，垂直および斜めのストロークを主に解説しています（91頁参照）．
　SRPはフィンガーレストを中心に，手首前腕運動（側方・上下）もしくは指の屈伸運動により行われます．歯石が多量に付着している場合，指の屈伸運動によるSRPは疲労も大きいため，主に手首前腕運動（側方・上下）を中心に解説しています．

★固定（フィンガーレスト）
　SRP 時施術歯に対して手首前腕運動（側方・上下）が効果的に行われる固定点を求めますが，患者の口腔内状況により変わります．原則的に施術歯または隣接歯に固定を求めますが，ここでは症例に応じた固定点を示しています（90頁参照）．

初級編：単根歯をマスターする
上下顎前歯部のSRP

1 下顎前歯部

※理想的なポジショニングを行う前提で歯根面を中央から半分に分け片側ずつ解説を行っています．また鏡視を推奨する部位は鏡視のみを解説しています．

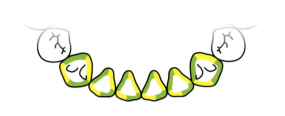

下顎前歯部使用キュレット		
🟩	右側遠心舌側・左側近心舌側 右側近心唇側・左側遠心唇側	Gr. No. 5/6 の **No. 5** Gr. No. 11/12 の **No. 11** Gr. No. 13/14 の **No. 13**
🟨	右側遠心唇側・左側近心唇側 右側近心舌側・左側遠心舌側	Gr. No. 5/6 の **No. 6** Gr. No. 11/12 の **No. 12** Gr. No. 13/14 の **No. 14**

下顎前歯部唇側施術時 ①

Arrangement

  キュレット
Gr. No. 6, Gr. No. 12, Gr. No. 14.

術者位置：**フロントポジション**
患者頭部の位置：顎を引き，頭部を正面または施術部が見やすいように左右にやや傾ける．
施術歯根面：向かって左側を行う．

Technique

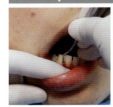

示指または拇指で下唇を排除する．

施術部位：直視

下顎前歯部舌側施術時 ①

Arrangement

  キュレット
Gr. No. 5, Gr. No. 11, Gr. No. 13.

術者位置：**フロントポジション**
患者頭部の位置：顎を引き，頭部を正面または施術部が見やすいように左右にやや傾ける．
施術歯根面：向かって左側を行う（鏡視）．※鏡視のみ解説．

Technique

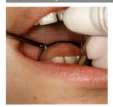

ミラーは鏡視または光を反射させて間接照明として使う．
ミラーは口腔外固定となる．

施術部位：鏡視

下顎前歯部唇側施術時 ②

Arrangement

 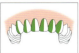 キュレット
Gr. No. 5, Gr. No. 11, Gr. No. 13.

術者位置：**バックポジション**
患者頭部の位置：顎を引き，頭部を正面または施術部が見やすいように左右にやや傾ける．
施術歯根面：向かって左側を行う．

Technique

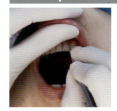

示指または拇指で下唇を排除する．

施術部位：直視

下顎前歯部舌側施術時 ②

Arrangement

  キュレット
Gr. No. 6, Gr. No. 12, Gr. No. 14

術者位置：**バックポジション**
患者頭部の位置：顎を引き，頭部を正面または施術部が見やすいように左右にやや傾ける．
施術歯根面：向かって左側を行う（鏡視）．※鏡視のみ解説．

Technique

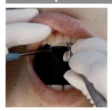

ミラーは鏡視または光を反射させて間接照明として使う．
ミラーは口腔外固定となる．

施術部位：鏡視

下顎前歯部 SRP における器具の選択

各キュレット（グレーシータイプキュレットミニファイブ；Gr. ミニ F）の形態

下顎前歯部には，歯根の解剖学的形態からグレーシータイプキュレットミニファイブ（Gr. ミニ F）を用いることもある．しかしそれぞれ異なる番号のキュレットを使用しても，ラストシャンクから下の形態は（白線より下）同じであるため，歯根面に対する刃部の角度は変わらない．

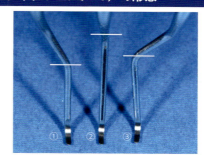

① Gr. ミニ F. No. 11/12
② Gr. ミニ F. No. 5/6
③ Gr. ミニ F. No. 13/14

各キュレットによる挿入角度の違い（1̄|）

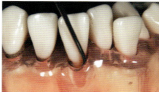 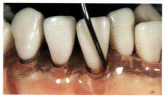 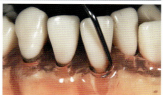

Gr. ミニ F. No. 6　　　　Gr. ミニ F. No. 12　　　　Gr. ミニ F. No. 14

各キュレットによる歯石除去スタート時の違い（1̄|）

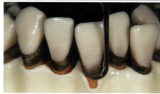 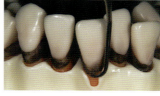 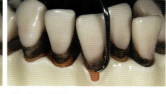

Gr. ミニ F. No. 6　　　　Gr. ミニ F. No. 12　　　　Gr. ミニ F. No. 14

それぞれ異なる番号のキュレットを使用しても，ラストシャンクから下の形態は同じであるため，ラストシャンクと歯根面は平行に保つ．

適切な器具の選択と刃部（ブレード）の適合

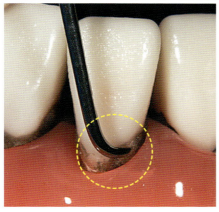 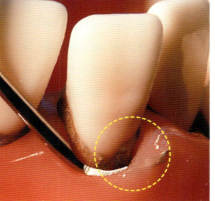 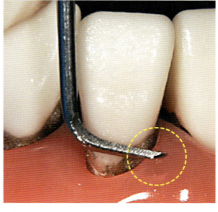

○　　　　　　　　　　　　　×　　　　　　　　　　　　　×

よい例
適切な刃部の歯根面への適合によって歯肉損傷のリスクは回避できる．

悪い例
隣接面歯根隅角部において，刃部の先端 1/3 が歯根面から離れてしまうと歯肉を損傷することになる．

悪い例
適切な角度で刃部を歯根面に適合させないと歯肉を損傷する恐れがある．

1 下顎前歯部唇側への施術詳細①

Arrangement

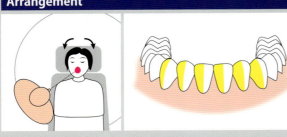

- 術者：フロントポジション
- 患者頭位：顎を引き，頭部を正面または施術部が見やすいように左右にやや傾ける．
- 施術歯根面：向かって左側を行う．
- 使用キュレット：Gr. No. 6, Gr. No. 12, Gr. No. 14．
- 施術部位：直視

Technique

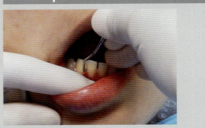

下顎前歯部唇側施術時．示指または拇指で下唇を排除する．
固定点：施術歯または施術歯にできるだけ近い歯の切縁にフィンガーレストを置く．

Curette Course

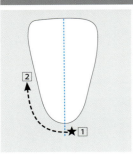

開始位置★は「1̄」中央線よりやや右側（遠心側）．
唇側面から近心隣接面（1から2）へ刃部を進める．

臨床における「1̄」唇側面施術時

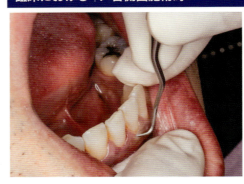

示指で下唇を排除する．
「3̄」にフィンガーレストを置き，「1̄」歯周ポケット内に刃部を挿入した状態．
使用キュレット；Gr. No. 14．

「2̄」使用キュレットの違いによる回し込みを行う際のラストシャンクと歯根面の関係

使用キュレット：Gr. No. 6 の場合

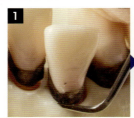 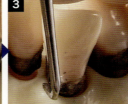 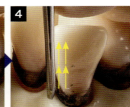

使用キュレット：Gr. No. 12 の場合

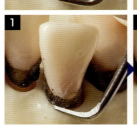 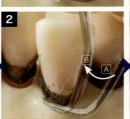 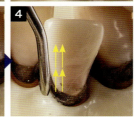

1 刃部を挿入し刃部の先端1/3を適合した状態．

2 3 ハンドルをわずかに回転（AからBへ）させ刃部先端1/3を歯根面に適合させた状態．唇側面から近心隣接面に向かう．

4 隣接面は頬舌側幅の半分くらいまでストロークを進める．ラストシャンクが歯根面と平行に保たれている．

★重要

グレーシーキュレットスタンダードを用いる場合，刃部が長いため，近・遠心隣接面に向かう歯根隅角部は，キュレットの回し込みを行わないと歯肉を損傷する恐れがあるので注意する．

2 下顎前歯部舌側への施術詳細①

Arrangement

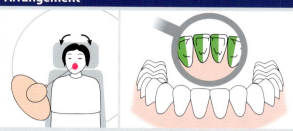

- 術者：フロントポジション
- 患者頭位：顎を引き，頭部は正面または施術部が見やすいように左右にやや傾ける．
- 施術歯根面：向かって左側を行う（鏡視）．
- 使用キュレット：Gr. No. 5，Gr. No.11，Gr. No.13．
- 施術部位：鏡視

Technique

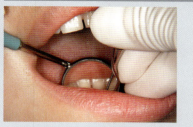

下顎前歯部舌側施術時．ミラーを用い光を反射させて間接照明として使う．ミラーは口腔外固定となる．
固定点：施術歯または施術歯にできるだけ近い歯の切縁にフィンガーレストを置く．

Curette Course

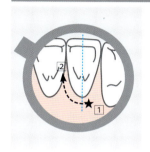

開始位置★は|1 中央線よりやや右側（遠心側）．舌側面から近心隣接面（①から②）へ刃部を進める．

臨床における |1 舌側面施術時

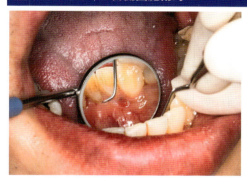

舌側施術はミラーで鏡視を行う．ミラーは口腔外固定となる．
|3 にフィンガーレストを置き，|1 歯周ポケット内に刃部を挿入した状態．
使用キュレット：Gr. No. 13．

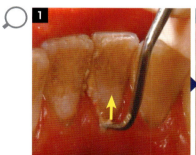
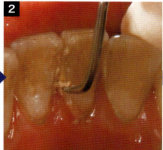

1 刃部を歯の中央線付近からやや遠心に挿入し，刃部先端1/3を歯根面に適合させる．垂直ストロークを開始する．

2 3 常にラストシャンクが歯根面と平行に保たれていることを確認する．

|3 ミラーで鏡視を行う際の近心隣接面におけるラストシャンクと歯根面の関係

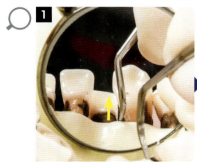
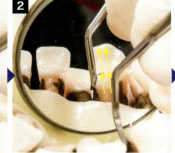

1 刃部先端1/3を歯根面に適合させる．垂直ストロークを開始する．
使用キュレット：Gr. No. 13．

2 3 常にラストシャンクが歯根面と平行に保たれていることを確認する．

3 下顎前歯部唇側への施術詳細②

Arrangement

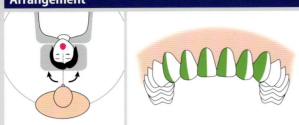

- 術者：バックポジション
- 患者頭位：顎を引き，頭部は正面もしくは施術部位が見やすいように左右にやや傾ける．
- 施術歯根面：向かって左側を行う．
- 使用キュレット：Gr. No. 5, Gr. No. 11, Gr. No. 13.
- 施術部位：直視

Technique

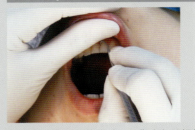

下顎前歯部唇側施術時．示指または拇指で下唇を排除する．
固定点：施術歯または施術歯にできるだけ近い歯の切縁にフィンガーレストを置く．

1 唇側面施術時（プロービング時・歯石探知時）のフィンガーレストのとり方

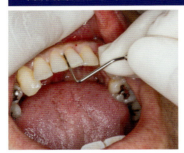

1 唇側プロービング時
拇指で下唇を排除しプロービングを行っている．プロービングを行うときも必ずフィンガーレストを置くことを忘れてはならない．
施術部位：直視．

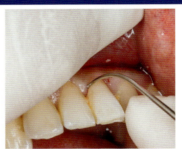

1 唇側歯石探知時
拇指で下唇を排除し3Aエキスプローラーを用い歯石の探知を行っている．隣在歯の切縁にフィンガーレストを置き，歯根面を探っている．
施術部位：直視．

Curette Course

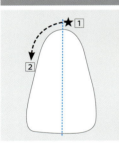

開始位置★は 2 中央線よりやや右側（遠心側）．刃部は唇側面から近心隣接面（ 1 から 2 ）へ刃部を進める．

臨床における 2 唇側近心隣接面施術時

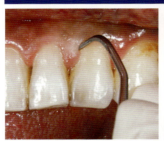

2 への術者目線直視による施術時．
使用キュレット：Gr. No. 5.

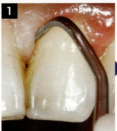

1 フェイスを歯根面に向けて0°で歯周ポケット内に挿入する．

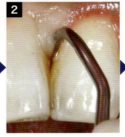

2 刃部の先端1/3を歯根面に適合させる（キュレットラストシャンクと施術歯根面を平行に保つ）．

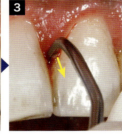

3 側方圧を加えキュレットをかき上げる．

3 使用キュレットの違いによる回し込みを行う際のラストシャンクと歯根面との関係

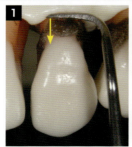

1 刃部を挿入し刃部の先端1/3を歯根面に適合した状態．
使用キュレット：Gr. No. 13.

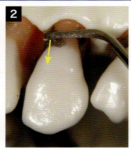

2 垂直ストロークを開始する．

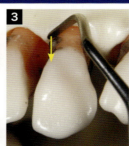

3 ハンドルをわずかに回転させ刃部先端1/3を歯根面に適合させた状態で唇側面から近心隣接面へ向かう．

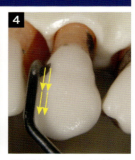

4 隣接面は唇舌側幅の半分くらいまでストロークを進める．ラストシャンクと歯根面を平行に保つ．

超音波スケーラーによる施術例（バックポジション・直視）

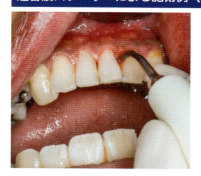

バックポジションにて下唇をミラーで排除し，SRPを行っている．ハンドピースを執筆状変法にて把持し，隣在歯にフィンガーレストを置く．歯石が多量に付着している場合は，まず超音波によるスケーリングを行って除石を行い，その後SRPに移行する．こうすることによって，術者だけでなく患者負担も少なくなる．

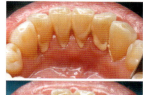
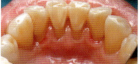

このように多量の歯石がついている場合は，超音波スケーラーまたはエアスケーラーを用いると効果的に歯肉縁付近の歯石を除去できる（左写真と別患者の口腔内舌側）．

上：術前
下：術後

超音波スケーラーのチップの歯根面へのあて方

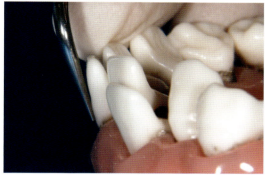
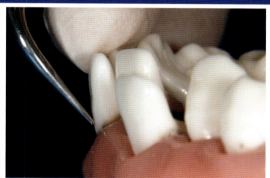

○ 正しい
超音波スケーラーチップの側面をできるだけ歯根面に平行に近い状態で用いる．

× 誤り
超音波チップの先端を歯根面に対して大きく角度をつけ使用している．パワーが強くなるため患者は不快感を感じる．また歯根面を傷つける恐れがある．

超音波スケーラー（上）とキュレット（下）によるストローク法の違い（１｜唇側の例）

超音波スケーラー

執筆状変法でハンドピースを持ち，揺り動かすように水平ストロークをチップの側面を使用して行う．

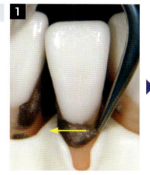
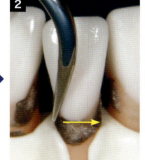
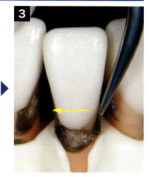

キュレット

キュレットはポケット底からセメント-エナメル境に向かってストロークを行う．

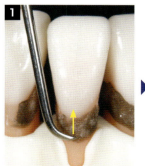
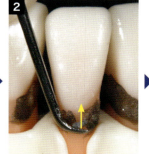
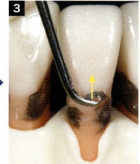

★重要
超音波スケーラーとキュレットのストローク方法の違いに注目．

4 下顎前歯部舌側への施術詳細②

Arrangement

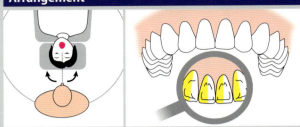

- 術者：バックポジション（鏡視）
- 患者頭位：顎を引き，頭部は正面もしくは施術部位が見やすいように左右にやや傾ける．
- 施術歯根面：向かって左側を行う（鏡視）．
- 使用キュレット：Gr. No. 6, Gr. No. 12, Gr. No. 14.
- 施術部位：鏡視

Technique

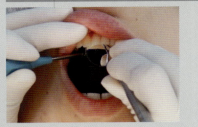

下顎前歯部舌側施術時．
ミラーを用いて光を反射させて間接照明として使う．
固定点：施術歯または施術歯にできるだけ近い歯の切縁にフィンガーレストを置く．

Curette Course

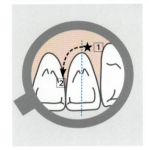

開始位置★は ① 中央線よりやや右側（遠心側）．
舌側から近心隣接面（① から ②）へ刃部を進める．

臨床における ① 舌側面施術時

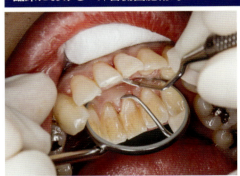

ミラーで光を反射させ，鏡視している（舌側は歯列の状態や歯軸の舌側傾斜によって直視しにくい場合が多い）．
歯周ポケット内に刃部を挿入した状態．
使用キュレット：Gr. No. 14.

ADVANCE　下顎前歯部叢生歯列への施術時の使用キュレットの選択

　唇側転位や舌側転位などの位置異常歯では，歯ブラシの毛先の到達性が妨げられるため，患者自身によるセルフケアが困難になる．そのため歯肉に炎症が生じやすく，突出した歯根の唇側や舌側に骨吸収が見られ，歯肉退縮・歯周ポケット形成が起こりやすい．

　歯石除去時のインスツルメンテーションの到達性が妨げられるので，その部に適した刃部形態を持つキュレットの選択が重要であり，患者のセルフケア指導においても工夫が必要である．

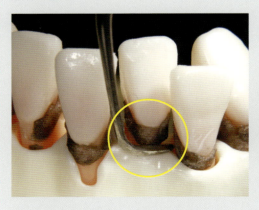

使用キュレット：Gr. No. 5 の場合
　歯根の幅に対して適切な刃部を持つキュレットではないため歯根面に適合しておらず隣在歯歯根面に当たっている．このため的確なストロークの妨げとなっている．このように叢生が見られる歯列では，使用キュレットの選択が重要となる．

異なるキュレット刃部挿入時と垂直ストローク開始時の違い

1 唇側歯面中央からやや遠心よりにキュレット刃部挿入時の状態を示す．

A Gr. ミニ F. No. 6 の場合

刃部挿入時	垂直ストローク開始時
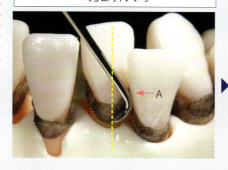	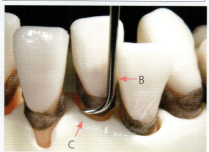

B Gr. ミニ F. No. 12 の場合

刃部挿入時	垂直ストローク開始時
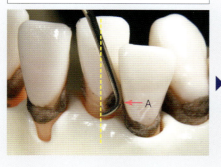	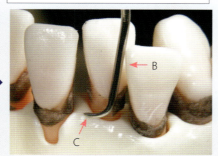

ヒールが隣在歯にぶつかってしまっている（A）．挿入位置を歯面中央よりにする必要がある．垂直ストロークを開始するにあたり（B），ラストシャンクが隣在歯の隣接面にぶつかってストロークができず（C），トゥで歯肉を損傷してしまう恐れがある．

C Gr. ミニ F. No. 14 の場合

刃部挿入時	垂直ストローク開始時	
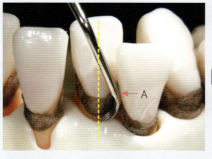	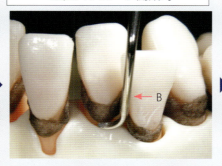	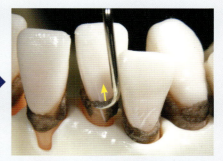

中央から遠心に挿入可能となる（A）．ラストシャンクが隣在歯の隣接面にぶつからないため，垂直方向へのストロークを無理なく行うことができる．

結論

A B では Gr. ミニ F. No. 6，Gr. ミニ F. No. 12 を使用しているが，理想的な角度で歯根面にカッティングエッジを当てることはできない．

C の Gr. ミニ F. No. 14 は，容易にカッティングエッジを歯根面に当てることができるため，下顎前歯部叢生歯列の施術において適切な選択である．

Clinical Case　下顎前歯部のSRP

初診から歯周外科処置後の経過

	術前	SRPから5カ月後	歯周外科処置から5カ月後
唇側	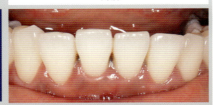	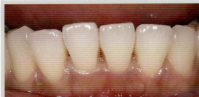	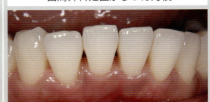
舌側	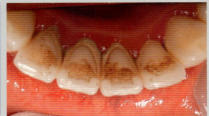	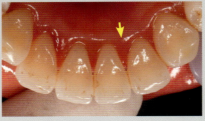	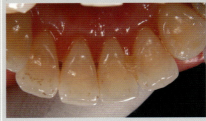

歯間部は多量の歯石で埋められ，特に舌側には多量の歯石が認められ，歯肉の炎症が強い．

矢印部分に特に炎症が強く残っていることがわかる．舌側は 3 2 1｜1 2 3 歯肉辺縁に炎症が残っている．

炎症が消退していることがわかる．｢1 と 1｣2 は固定のためのレジンが残存している．

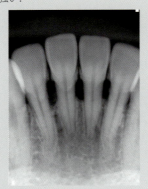 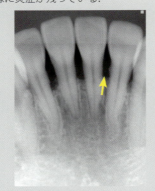 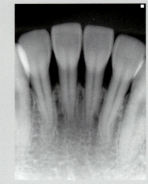

隣接面には多量の歯石の付着が見られ，歯根面も粗糙である．歯根長の1/2以上の骨吸収が見られる．このように歯槽骨の吸収量が多い場合，必ず歯髄診を行う必要がある．

1｣2 の近心側に歯石の残存が見られる．2 1｜1 2 歯根面に粗糙な感じが認められる．

歯槽硬線が明瞭になっていることがわかる．また，2 1｜1 2 歯根面の粗糙感がなくなっている．

プロービング値　　　　　　　　　　　　　　　　　　　　　　　　　　（青：排膿あり，赤：出血あり）

	3	2	1	1	2	3
舌側	5 3 4	5 4 6	5 4 4	5 4 4	5 4 4	6 4 4
唇側	4 3 4	4 3 6	5 3 5	6 4 5	6 4 6	6 3 5

	3	2	1	1	2	3
舌側	3 2 2	2 2 6	3 2 3	3 2 3	3 3 3	3 3 4
唇側	3 2 3	4 3 6	3 2 6	4 2 3	6 2 3	6 2 3

	3	2	1	1	2	3
舌側	2 2 2	2 2 2	2 2 2	2 2 2	2 2 2	2 2 3
唇側	2 2 2	2 2 2	2 2 2	2 2 2	3 2 2	3 2 2

舌側はすべての歯に排膿が見られ，唇側はすべての歯に出血が見られる．

特に隣接面に深い歯周ポケットが残っていることがわかる．

歯周ポケットが全体的に浅くなり，出血点は認められない．

歯周外科処置時

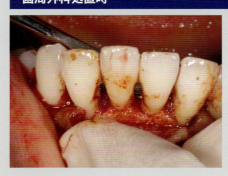

唇側．全層弁による歯肉翻転時．ヨード製剤によって歯根の汚染面を染め出している．

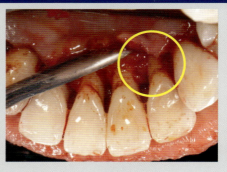

舌側．○印の部分に薄く歯石が残っていることが直視で確認できる．

メインテナンス時（歯周外科処置より11カ月後）

唇側

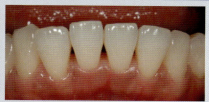

舌側

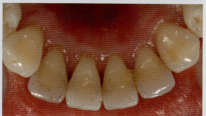

プロービング値（赤：出血あり）

	3	2	1	1	2	3
舌側	323	323	323	323	323	222
唇側	323	323	322	322	223	322

歯肉の炎症は消退し，安定している．1̄ 2̄ の舌側は固定のためのレジンが残存している．

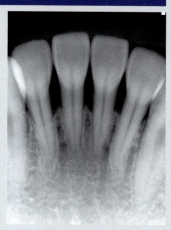

歯周外科処置より11カ月後の2̄1̄|1̄2̄ X線写真．歯槽硬線が認められる．

下顎6前歯部（3→3）の効率的なSRPの進め方

フロントポジション

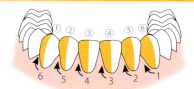

フロントポジションで唇側面を3̄ から 3̄ まで，術者から見て左側の面（黄色）を 1→6 の順に SRP を行う．
次にミラーを用いて鏡視し，舌側面を3̄ から 3̄ に向かって術者側から見て左側を，①→⑥の順番に進める．

ポジショニング変更

バックポジション

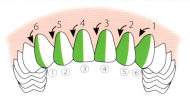

バックポジションで唇側面を3̄ から 3̄ まで，術者から見て左側の面（緑色）を 1→6 の順に SRP を行う．
次にミラーを用いて鏡視し，舌側面を3̄ から 3̄ に向かって，術者側から見て左側を，①→⑥の順番に進める．

下顎前歯部 SRP 実践テクニックのポイント（左右側共通）

唇側・舌側 ポジショニング

- 患者の顎を引いてもらう．
- 下唇の緊張が強い場合は，口腔前庭に示指を置き，コントロールすると施術しやすい．

根面の解剖学的形態に対するアプローチ

- 舌側の基底結節は非常に狭いため，Gr. ミニFを使用すると施術しやすい．
- 遠心根面のくぼみ（根面溝）部分も同様に，Gr. ミニFを用いるとアクセスしやすい．

　筆者らは口腔内の状況に応じてラストシャンクと歯根面の関係が無理なく平行にできるようにキュレットを選択しています．そのため多くの症例において複屈曲を主に用います．
　実際の臨床では術者自身が使用しやすいキュレットを選択し行ってください．

初級編：単根歯をマスターする
上下顎前歯部のSRP

2 上顎前歯部

※理想的なポジショニングを行う前提で歯根面を中央から半分に分け片側ずつ解説を行っています．また鏡視を推奨する部位は鏡視のみを解説しています．

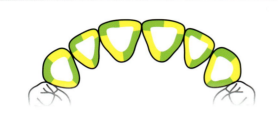

上顎前歯部使用キュレット		
🟩	右側遠心唇側・左側近心唇側 右側近心舌側・左側遠心舌側	Gr. No. 5/6 の **No. 5** Gr. No. 11/12 の **No. 11** Gr. No. 13/14 の **No. 13**
🟨	右側近心唇側・左側遠心唇側 右側遠心舌側・左側近心舌側	Gr. No. 5/6 の **No. 6** Gr. No. 11/12 の **No. 12** Gr. No. 13/14 の **No. 14**

上顎前歯部唇側施術時①

Arrangement

  キュレット
Gr. No. 5, Gr. No. 11, Gr. No. 13.

術者位置：**フロントポジション**
患者頭部の位置：顎を上げ，頭部は正面または施術部が見やすいように左右に傾ける．
施術歯面：向かって左側を行う．

Technique

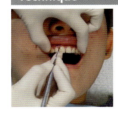
示指と拇指で上唇を排除する．
施術部位：直視

上顎前歯部舌側施術時①

Arrangement

  キュレット
Gr. No. 6, Gr. No. 12, Gr. No. 14.

術者位置：**フロントポジション**
患者頭部の位置：顎を上げ，頭部は正面または施術部が見やすいように左右に傾ける．
施術歯面：向かって左側を行う（鏡視）．※鏡視のみ解説．

Technique

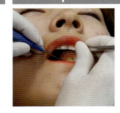
ミラーは鏡視または光を反射させて間接照明として使う．
ミラーは口腔外固定となる．
施術部位：鏡視

上顎前歯部唇側施術時②

Arrangement

  キュレット
Gr. No. 6, Gr. No. 12, Gr. No. 14.

術者位置：**バックポジション**
患者頭部の位置：顎を上げ，頭部は正面または施術部が見やすいように左右に傾ける．
施術歯面：向かって左側を行う．

Technique

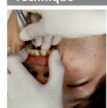
示指と拇指で上唇を排除する．
施術部位：直視

上顎前歯部舌側施術時②

Arrangement

 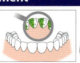 キュレット
Gr. No. 5, Gr. No. 11, Gr. No. 13.

術者位置：**バックポジション**
患者頭部の位置：顎を上げ，頭部は正面または施術部が見やすいように左右に傾ける．
施術歯面：向かって左側を行う（鏡視）．※鏡視のみ解説．

Technique

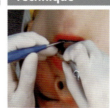
ミラーは鏡視または光を反射させて間接照明として使う．
ミラーは口腔外固定となる．

施術部位：鏡視

上顎前歯部SRPにおける使用器具による操作性の違い

1 唇側遠心隣接面施術時．バックポジション

単屈曲（Gr. No. 6）使用

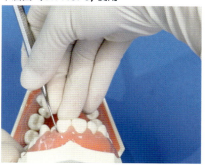

ラストシャンクと歯根面を容易に平行にすることができる．

複屈曲（Gr. No. 14）使用

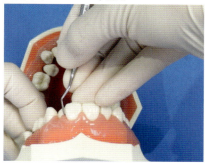

ラストシャンクと歯根面を容易に平行にすることができる．

複屈曲（Gr. No. 12）使用

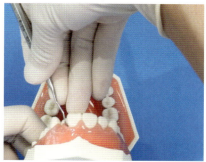

ラストシャンクと歯根面を平行にするために，キュレットをやや倒す必要がある．

1 舌側近心隣接面施術時．バックポジション

単屈曲（Gr. No. 5）使用

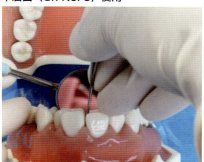
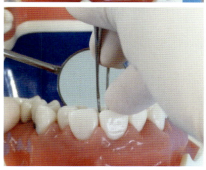

ラストシャンクと歯根面を容易に平行にすることができる．

複屈曲（Gr. No. 13）使用

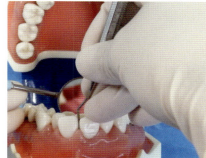
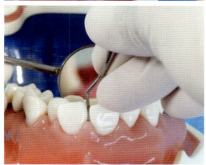

ラストシャンクと歯根面を容易に平行にすることができる．

複屈曲（Gr. No. 11）使用

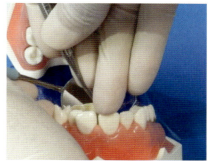
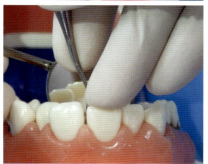

ラストシャンクと歯根面を平行にするために，キュレットをやや倒す必要がある．

使用器具の違いによるレストの位置や手首に対する負担の違いがわかる．

結論 このことから，筆者らは前歯部であっても，多くの場合Gr. No. 13/14を使用している（Gr. No. 11/12およびGr. No. 13/14の使用頻度は高い）．

1 上顎前歯部唇側への施術詳細①

Arrangement

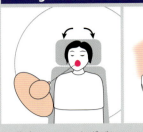
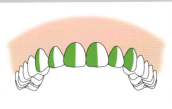

・術者：フロントポジション
・患者頭位：顎を下げ，頭部は正面もしくは施術部が見やすいように左右にやや傾ける．
・施術歯面：向かって左側を行う．
・使用キュレット：Gr. No. 5，Gr. No. 11，Gr. No.13．
・施術部位：直視

Technique

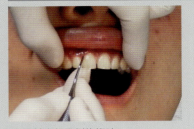

上顎前歯部唇側施術時．
示指と拇指で上唇を排除している．
固定点：施術歯または施術歯にできるだけ近い歯の切縁にフィンガーレストを置く．

Curette Course

臨床における 1| 唇側面施術時

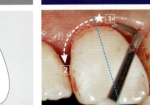

開始位置★は 1| 中央線よりやや右側（近心側）．唇側面から遠心隣接面（1 から 2）へ刃部を進める．

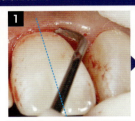

施術歯の切縁にフィンガーレストを置いている．
使用キュレット：Gr. No. 13．

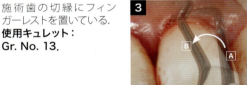

1 2 刃部を歯の中央線のやや右側（近心側）の歯周ポケットに挿入し，刃部先端 1/3 を歯根面に適合させ垂直にストロークを開始する．

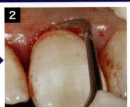
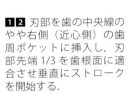
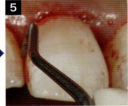

3 ハンドルをわずかに A から B へ回転させ，刃部先端 1/3 を歯根面に適合させ唇側面から遠心隣接面へ向かう．

4 常にラストシャンクが歯根面と平行に保たれていることを確認する．

5 隣接面では 1| 頰舌側幅の半分くらいまでストロークを行い終了する．

1| 使用キュレットの違いによるカッティングエッジと歯根面との関係

使用キュレット：Gr.No. 5 の場合

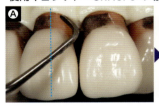
刃部挿入時

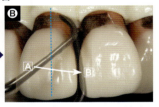
刃部挿入後ストローク開始時

使用キュレット：Gr. No. 11 の場合

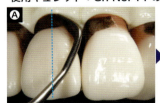
刃部挿入時

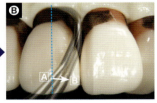
刃部挿入後ストローク開始時

A：刃部を歯の正中線付近からやや近心に挿入した状態． B：A から B へハンドルを起こし，刃部先端 1/3 を歯面に適合させた状態

施術時刃部（ブレード）の形態と歯肉の関係

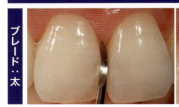
ブレード：太

ブレードの幅が広く太いためポケット内に挿入できていない．

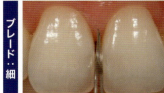
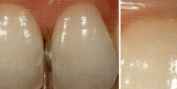
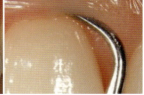
ブレード：細

ブレードの幅が細いためブレードの先端がポケット内に挿入できる．

結論 歯肉の状態に応じて適切なブレード（刃部）幅のキュレットの選択が必要となる．

2 上顎前歯部舌側への施術詳細①

Arrangement

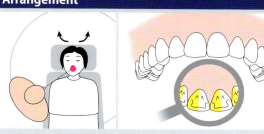

- 術者：フロントポジション
- 患者頭位：顎を上げ，頭部は正面もしくは施術部が見やすいように左右にやや傾ける．
- 施術歯面：向かって左側を行う（鏡視）．
- 使用キュレット：Gr. No. 6, Gr. No. 12, Gr. No. 14.
- 施術部位：鏡視

Technique

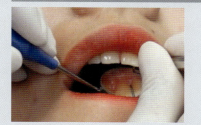

上顎前歯部舌側施術時．
ミラーを用いて光を反射させて間接照明として使う．
固定点：施術歯または施術歯にできるだけ近い歯の切縁にフィンガーレストを置く．

Curette Course

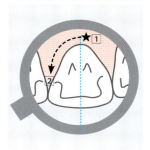

開始位置★は |1 中央線よりやや右側（遠心側）．
舌側面から近心隣接面（|1 から |2）へ刃部を進める．

臨床における |1 舌側面施術時

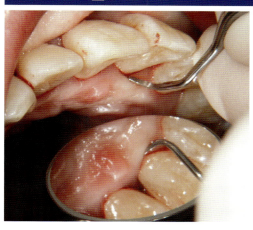

施術歯に近い歯の切縁にフィンガーレストを置いている
使用キュレット：Gr. No. 14.

|1 舌側面鏡視（ミラー像）におけるストローク

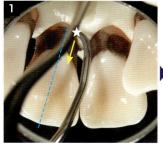

1 2 刃部を歯の中央線からやや右側（近心側）に挿入し，刃部先端 1/3 を歯根面に適合させ垂直ストロークを開始する．
使用キュレット：Gr. No. 12.

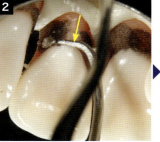

3 ハンドルをわずかに回転させ，刃部先端 1/3 を歯根面に適合させ舌側面から隣接面へ向かう．

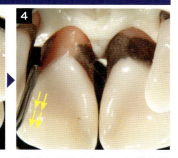

4 常にラストシャンクが歯根面と平行に保たれていることを確認する．
隣接面では唇舌側幅の半分くらいまでストロークを行って終了する．

3 上顎前歯部唇側への施術詳細②

Arrangement

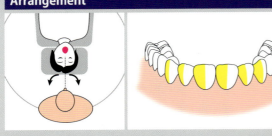

- 術者：バックポジション
- 患者頭位：顎を上げ，頭部は正面もしくは施術部が見やすいように左右にやや傾ける．
- 施術歯面：向かって左側を行う．
- 使用キュレット：Gr. No. 6，Gr. No. 12，Gr. No. 14．
- 施術部位：直視

Technique

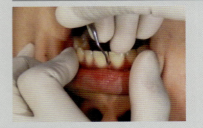

上顎前歯部唇側施術時．
示指と拇指で上唇を排除．
固定点：施術歯または施術歯にできるだけ近い歯の切縁にフィンガーレストを置く．

Curette Course

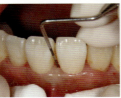

開始位置★は 1| 中央線よりやや右側（遠心側）．唇側面から近心隣接面（1から2）へ刃部を進める．

臨床における 1| 唇側施術時

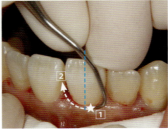

1| 唇側プロービング時．コンタクトエリア直下の測定はプローブに角度をつける．

施術歯と隣在歯の切縁にフィンガーレストを置いている．
使用キュレット：Gr. No. 12．

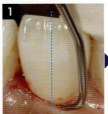
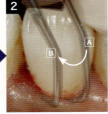

1 2 刃部を歯の中央線よりやや右側（遠心側）の歯周ポケットに挿入し，刃部先端1/3を歯根面に適合させ，垂直ストロークを開始する．AからBへハンドルをわずかに回転させ刃部先端1/3を歯面根に適合させ，唇側面から近心隣接面へ向かう．

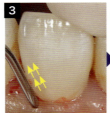
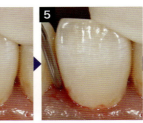

3 4 常にラストシャンクが歯根面と平行に保たれていることを確認する．

5 6 隣接面では唇舌側幅の半分くらいまでストロークを行い終了する．

1| 唇側面から近心隣接面への施術

使用キュレット：Gr. No. 6

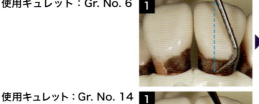

使用キュレット：Gr. No. 14

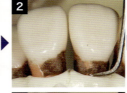
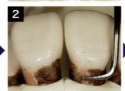
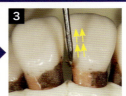
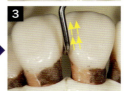

1 刃部を歯の中央線からやや右側（遠心側）に挿入した状態．

2 ポケット底に達しハンドルをやや起こしストローク開始時の状態（ラストシャンクと施術歯根面を平行に保つ）．

3 隣接面においてラストシャンクが歯根面と平行になっている状態．

3 唇側面から近心隣接面に向けての器具の回し込み（刃部拡大）

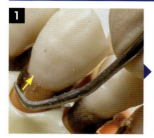
1 刃部先端1/3を歯根面に適合させる，垂直ストロークを開始．
使用キュレット：Gr. No. 12.

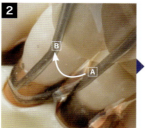
2 AからBへハンドルをわずかに回転させ，刃部先端1/3を歯根面に適合させた状態で唇側面から近心隣接面へ向かう．

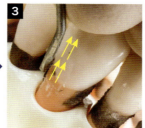
3 隣接面は唇舌側幅の半分くらいまでストロークを進める．ラストシャンクが歯根面と平行に保たれている．

唇側面から近心隣接面への器具の回し込み時の動き

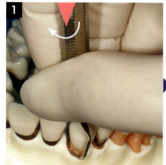 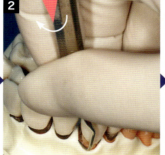 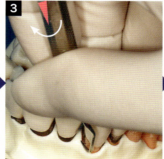 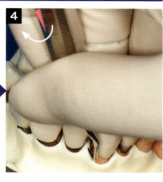

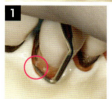 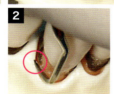 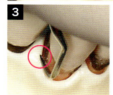

示指と拇指の腹でハンドルを少しずつ回していく（**1**～**4**）．**1**から**4**に向かう過程でハンドルが適切に回転していくと同時にキュレットのマーキング（▼）が見えなくなることがわかる．このときキュレットの先端1/3は歯根面に適合した状態である（**1**～**3**）．

1 唇側面施術時

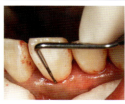 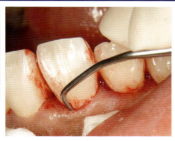

1 唇側プロービング時．歯根面にできるだけ平行にプローブを歯周ポケット内に挿入する．

施術歯に近い歯の切縁にフィンガーレストを置いている．
歯根面にできるだけ平行にキュレット刃部を挿入する．
使用キュレット：Gr. No. 11.

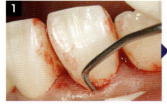 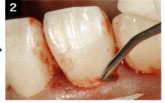 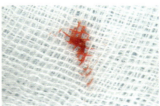 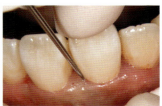

1 歯面中央を水平ストロークを行う場合は刃部の先端1/3を歯根面に適合させて行う．

2 ポケット底を不用意に損傷しないように注意する．

SRP後は除去された歯石を確認する．

SRP後は3Aエキスプローラー（探針）を用いて歯根面の状態を確認する．

4 上顎前歯部舌側への施術詳細②

Arrangement

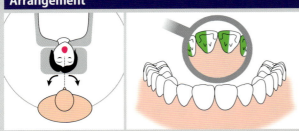

- 術者：バックポジション
- 患者頭位：顎を上げ，頭部は正面もしくは施術部が見やすいように左右にやや傾ける．
- 施術歯面：向かって左側を行う（鏡視）．
- 使用キュレット：Gr. No. 5，Gr. No. 11，Gr. No. 13．
- 施術部位：鏡視

Technique

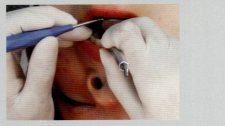

上顎前歯部舌側施術時．
ミラーを用いて光を反射させ間接照明として使う．
固定点：施術歯または施術歯にできるだけ近い歯の切縁にフィンガーレストを置く．

Curette Course

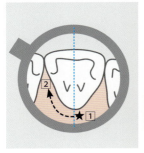

開始位置★は 1| 中央線よりやや右側（遠心側）．
舌側面から近心隣接面（1|から2|）へ刃部を進める．

臨床における 1| 口蓋側面施術時

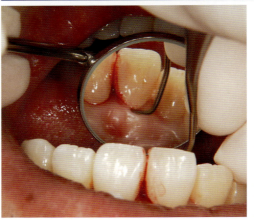

舌側はミラーを用い光を反射させて間接照明を得る．
刃部の歯周ポケット挿入時を示す．
施術歯に近い歯の切縁にフィンガーレストを置いている．
使用キュレット：Gr.No.11．

1| 舌側面鏡視（ミラー像）における刃部のポケット挿入

使用キュレット：
Gr. ミニ F. No.5 による刃部のポケット挿入時

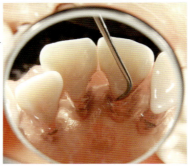 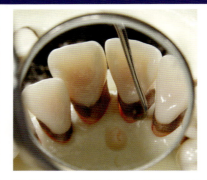

使用キュレット：
Gr. ミニ F. No.13 による刃部のポケット挿入時

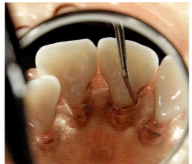 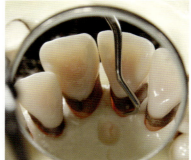

ADVANCE 上顎前歯部に認められる特徴的形態；斜切痕（舌側歯頸裂溝）

　基底結節と辺縁隆線の境に存在する鋭い切痕を指す．斜切痕は中切歯では近心にあることもあるが，側切歯では遠心に見られることが多い．切痕の方向は一定しており，正中部に現れる場合は基底結節を貫いて，歯根まで伸びていく傾向が高くなる．この溝状の部分の清掃はやはり難しくなる．
　舌側歯頸裂溝（linguo-gingival fissure）（Black, 1891）ともいう．

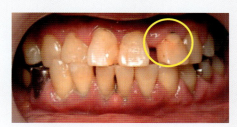

初診時正面観

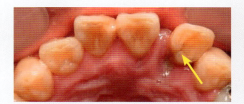

初診時咬合面観．矢印部分に斜切痕が見られる．

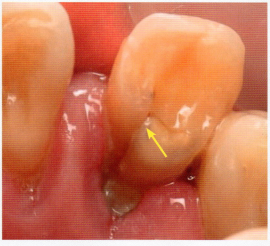

初診時咬合面観．同部位拡大

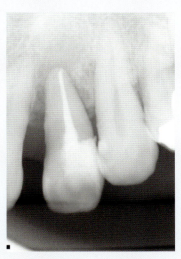

同部位Ｘ線写真．骨吸収が歯根の1/2に及んでいる．

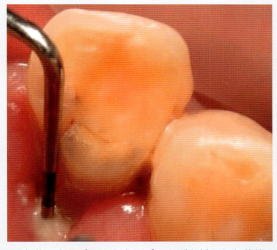

同部位．歯周ポケット内にプローブを挿入した状態．排膿している．

Clinical Case　上顎前歯部のSRP

術前から歯周外科処置後までの経過

術前	SRPから5カ月後	歯周外科処置から5カ月後
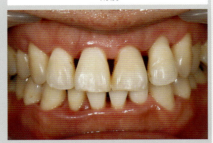	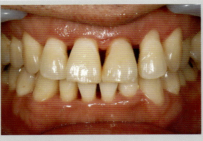	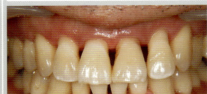
上下顎とも歯肉に顕著な炎症が認められる.	術前と比較して歯肉の炎症が治まっていることがわかる.	歯肉に炎症の徴候は認められない.
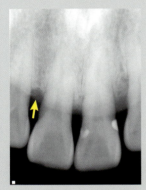	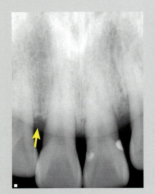	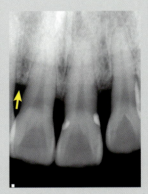
歯槽硬線が不明瞭である．矢印部分に骨のくぼみ状の欠損があることがわかる．	歯槽硬線が不明瞭である．矢印部分に骨のくぼみ状の欠損が残っている．	歯槽硬線が明瞭になっていることがわかる．矢印部の骨梁も明瞭となっている．

プロービング値

（青：排膿あり，赤：出血あり）

	3	2	1	1	2	3
唇側	3 3 4	3 3 4	6 3 3	3 3 5	7 4 5	4 3 3
舌側	4 3 4	4 3 4	5 3 4	4 3 4	6 4 6	5 5 4

深いポケットが見られ，排膿や出血している箇所がある．

	3	2	1	1	2	3
唇側	2 2 2	2 2 3	3 2 3	2 2 2	3 3 3	2 2 3
舌側	2 2 3	2 2 3	3 2 3	3 3 3	3 3 3	3 3 3

プロービング値は改善されているにもかかわらず，排膿はないものの，出血箇所が多い．

	3	2	1	1	2	3
唇側	2 2 2	2 2 2	3 2 3	2 2 2	3 2 3	2 2 2
舌側	2 2 2	2 2 2	3 2 2	2 2 2	3 2 3	2 2 2

プロービング値は改善され，出血箇所も認められない．

SRPと歯周外科処置の実施

歯周外科処置時（写真は全層弁による歯肉翻転時 A B）

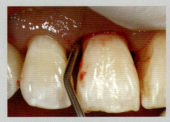 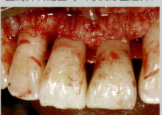 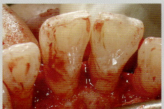 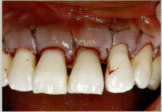

SRP時（1遠心隣接面施術時）ラストシャンクが歯根面と平行になっていることがわかる.
使用キュレット：Gr. No. 13.

A 唇側　　　B 舌側　　　歯周外科処置終了時

歯周外科処置より17カ月後（メインテナンス時）

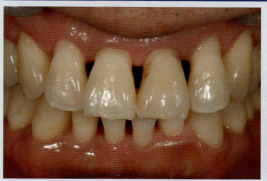

炎症は認められずメインテナンス状態は良好である．

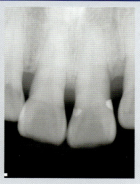

2 1 | 1 2 部歯槽硬線は明瞭になっている．

プロービング値（赤：出血あり）

	3			2			1			1			2			3	
唇側	3	3	3	2	2	2	3	2	3	2	2	2	3	2	3	2	2	2
舌側	2	2	3	2	2	3	3	2	3	2	2	2	3	2	2	2	2	2

上顎6前歯部（3〜3）の効率的なSRPの進め方

フロントポジション

 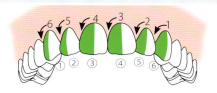

フロントポジションで唇側面を 3| から |3 まで，向かって術者から見て左側の面（緑色）を，1→6の順にSRPを行う．
次に，ミラーを用いて鏡視し，舌側面を 3| から |3 に，向かって術者側から見て左側を，①→⑥の順番に進める．

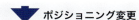
ポジショニング変更

バックポジション

 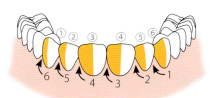

バックポジションで唇側面を 3| から |3 まで，術者から見て左側の面（黄色）を，1→6の順にSRPを行う．
次に，ミラーを用いて鏡視し，舌側面を 3| から |3 に，向かって術者側から見て左側を，①→⑥の順番に進める．

上顎前歯部 SRP 実践テクニックのポイント（左右側共通）

 頰側・舌側 ポジショニング
- 施術部を視界の中心に維持する．
- 舌側は鏡視．患者に顎を少し上げてもらうと施術しやすい．

 根面の解剖学的形態に対するアプローチ
- 舌側の基底結節や近遠心歯頸線にくぼみがあるため，3ウェイシリンジでエアーを軽くかけると確認しやすい．
- 上顎側切歯は斜切痕がある場合があるため，よく精査する．

中級編：単根歯 - 複根歯をマスターする
下顎臼歯部の SRP

下顎右側小臼歯部頬側施術時
Arrangement

キュレット
近心：Gr. No. 11
遠心：Gr. No. 14

術者位置：**サイドポジション**
患者頭部の位置：顎を引き，頭部を施術部が見やすいように術者と反対側に傾ける．

Technique
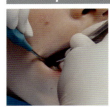
ミラーを用いて頬粘膜を排除する．
ミラーのレストは口腔外固定（患者頬部）となる．

施術部位：直視（遠心面は鏡視）

下顎右側大臼歯部頬側施術時
Arrangement

キュレット
近心：Gr. No. 11
遠心：Gr. No. 14

術者位置：**サイドポジション**
患者頭部の位置：顎を引き，頭部を施術部が見やすいように術者と反対側に傾ける．

Technique
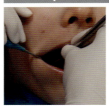
ミラーを用いて頬粘膜を排除する．
ミラーのレストは口腔外固定（患者頬部）となる．

施術部位：直視（遠心面は鏡視）

下顎左側小臼歯部頬側施術時
Arrangement
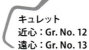
キュレット
近心：Gr. No. 12
遠心：Gr. No. 13

術者位置：**サイドポジション**
患者頭部の位置：顎を引き，頭部を施術部が見やすいように術者側に傾ける．

Technique
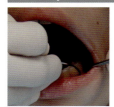
ミラーは反射させて間接照明としたり，鏡視のために用いる．
患者の口腔内の状況により 10～11 時に移動すると施術しやすい．

施術部位：直視または鏡視

下顎左側大臼歯部頬側施術時
Arrangement
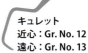
キュレット
近心：Gr. No. 12
遠心：Gr. No. 13

術者位置：**サイドポジション**
患者頭部の位置：顎を引き，頭部を施術部が見やすいように術者側に傾ける．

Technique
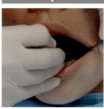
ミラーは反射させて間接照明としたり，鏡視のために用いる．
患者の口腔内の状況により 10～11 時に移動すると施術しやすい．

施術部位：直視または鏡視

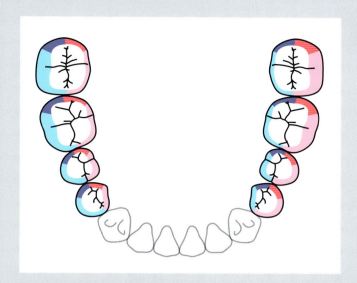

下顎臼歯部使用キュレット

🟦	遠心隅角部から近心	Gr. No. 11/12 の **No. 11**
🟦	遠心隅角部から遠心	Gr. No. 13/14 の **No. 14**
🟪	遠心隅角部から近心	Gr. No. 11/12 の **No. 12**
🟥	遠心隅角部から遠心	Gr. No. 13/14 の **No. 13**

下顎右側小臼歯部舌側施術時

Arrangement

キュレット
近心：Gr. No. 12
遠心：Gr. No. 13

術者位置：**サイドポジション**

患者頭部の位置：顎を引き，頭部を施術部が見やすいように術者側に傾ける．

Technique

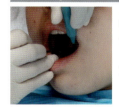

ミラーはライトを反射させて間接照明としたり，鏡視のために用いる．
患者の口腔内の状況によりフロントポジションでも行う．

施術部位：直視または鏡視

下顎右側大臼歯部舌側施術時

Arrangement

キュレット
近心：Gr. No. 12
遠心：Gr. No. 13

術者位置：**サイドポジション**

患者頭部の位置：顎を引き，頭部を施術部が見やすいように術者側に傾ける．

Technique

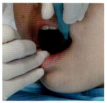

ミラーはライトを反射させて間接照明としたり，鏡視のために用いる．
患者の口腔内の状況によりフロントポジションでも行う．

施術部位：直視または鏡視

下顎左側小臼歯部舌側施術時

Arrangement

キュレット
近心：Gr. No. 11
遠心：Gr. No. 14

術者位置：**サイドポジション**

患者頭部の位置：顎を引き，頭部を施術部が見やすいように術者と反対側に傾ける．

Technique

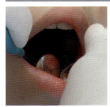

ミラーを用いて舌を排除する．

施術部位：直視．見えにくい部位は鏡視．

下顎左側大臼歯部舌側施術時

Arrangement

キュレット
近心：Gr. No. 11
遠心：Gr. No. 14

術者位置：**サイドポジション**

患者頭部の位置：顎を引き，頭部を施術部が見やすいように術者と反対側に傾ける．

Technique

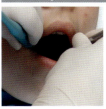

ミラーを用いて舌を排除する．

施術部位：直視．見えにくい部位は鏡視．

中級編：単根歯 - 複根歯をマスターする・下顎臼歯部のSRP

1 下顎右側小臼歯部頬側への施術詳細

Arrangement

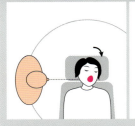
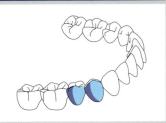

- 術者：サイドポジション
- 患者頭位：顎を引き，頭部を施術部が見やすいように術者と反対側に傾ける．
- 使用キュレット：近心 Gr. No. 11，遠心 Gr. No. 14．
- 施術部位：直視（遠心面は鏡視）

Technique

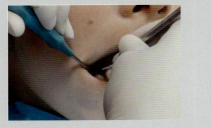

下顎右側小臼歯部頬側施術時．
ミラーを用いて頬粘膜を排除する．
ミラーのフィンガーレストは口腔外固定（患者頬部）となる．
固定点：前歯の切縁または小臼歯の咬合面にフィンガーレストを置く．

5 頬側面から近心隣接面へのストローク

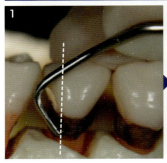

1 施術歯と隣在歯にフィンガーレストを置いている．刃部を歯根遠心隅角部からフェイスを歯根面に対して0°で挿入する．
使用キュレット：Gr. No. 11．

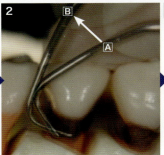

2 ポケット底に達したら，フェイスと歯根面のなす角度が70°になるように（ラストシャンクと歯根面が平行）ハンドルを起こす（AからBへ）．刃部の先端1/3が歯根面に適合するように位置づける．　重要テクニック！

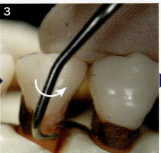

3 歯根近心隅角部に達したら，刃部が歯根面に適合した状態でハンドルを回し，頬側面から近心隣接面へ向かう．　重要テクニック！

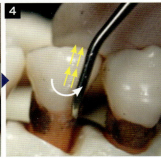

4 キュレットが回し込まれ，ラストシャンクと歯根面が平行になっていることを確認する．　重要テクニック！

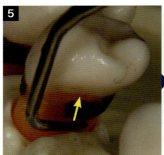

5

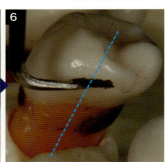

6

近心歯根面別角度（頬側からのアプローチ）．コンタクトポイント直下くらいまでストロークを行う．

▶▶▶ 手首の動き〔上記 1 → 2 の動き〕　　❗指をバラバラに動かさない

薬指，小指を支点（レスト）にして，拇指，示指，中指，薬指，小指の5指が一体となります．

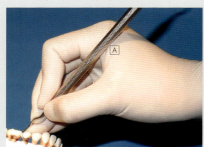

① 刃部挿入時（ハンドルの位置A）．

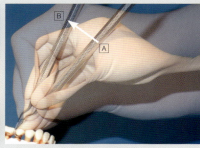

② A（刃部挿入時のハンドルの位置）からBへ起こす．

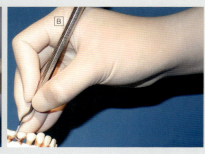

③ 垂直ストローク開始時（ハンドルの位置B）．

Column

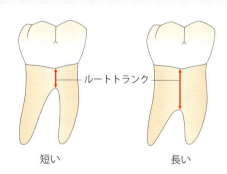
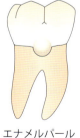
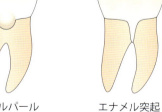

ルートトランク

　CEJ（セメント-エナメル境）から根分岐部までの距離をいいます．

　ルートトランクが短いと，歯周病が進行した際に，ルートトランクが長い歯に比べて根分岐部病変が重篤になります．

エナメルパール（エナメル真珠またはエナメル滴）

　歯頸部またはそれより下方の歯根部に見られる半球形で真珠様のエナメル質の塊で，大きさはさまざまです．大臼歯のうち智歯に多く，次に第二大臼歯に見られますが，第一大臼歯ではまれです．

　下顎と上顎でははるかに上顎が多く，その形状から，プロービング時やSRP時に歯石と間違えることが多いため注意が必要です．

エナメル突起

　大臼歯根分岐部で見られ，エナメル質の小突起が歯根の間に侵入している状態で．発達の程度はさまざまです．

　エナメル突起上は上皮付着だけになり，結合組織付着がないため，炎症が起こると付着はすぐに喪失します．通常，エナメルパールやエナメル突起は，歯科医師に除去してもらい，わずかに新鮮象牙質面を出すようにします．

2 下顎右側大臼歯部頰側への施術詳細

Arrangement

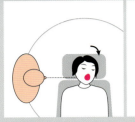
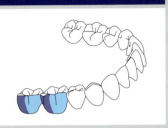

- 術者：サイドポジション
- 患者頭位：顎を引き，頭部を施術部が見やすいように術者と反対側に傾ける．
- 使用キュレット：近心 Gr. No. 11，遠心 Gr. No. 14．
- 施術部位：直視（遠心面は鏡視）

Technique

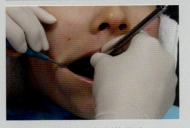

下顎右側大臼歯部頰側施術時．
ミラーを用いて頰粘膜を排除する．ミラーのフィンガーレストは口腔外固定（患者頰部）となる．
固定点：小臼歯の咬合面または大臼歯の咬合面にフィンガーレストを置く．

⑥ 歯根遠心隅角部から近心隣接面へのストローク

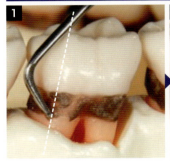
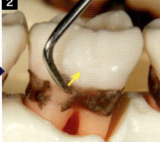
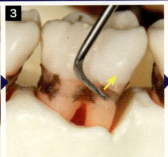
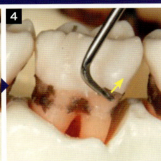

1 歯根遠心隅角部付近から歯肉縁下にフェイスを歯根面に対して０°で刃部を挿入する．
使用キュレット：Gr. No. 11．

2 3 歯根遠心隅角部付近から，近心隣接面に向かって斜めにストロークを開始する（歯石除去時は短いストローク）．歯石の取り残しがないように歯根面をオーバーラップするように細かく動かす．

4 歯根隅角部の歯石除去や分割して沈着物の辺縁から除去するときは，刃部の先端 1/3 を使用する．

⑥ 歯根近心隅角部から近心隣接面へのストローク

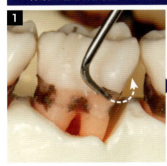
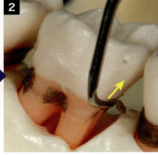
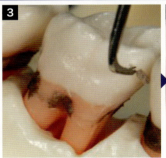
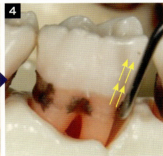

1 頰側面から近心隣接面へと刃部を進める．
ストロークは垂直ストローク．
使用キュレット：Gr. No. 11．

2 3 コンタクトポイント直下までストロークを進める．常にラストシャンクと歯根面が平行になっていることを確認する．

4 隣接面頰舌側幅の半分くらいまでストロークを行う．ラストシャンクと歯根面が平行になっていることを確認する．

重要テクニック！

6 頬側面から遠心隣接面へのストローク

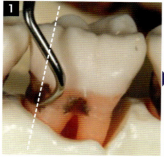
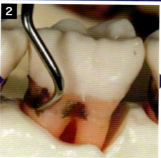
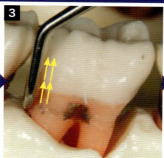

1 歯根遠心隅角部付近から歯肉縁下にフェイスを歯根面に対して0°で刃部を挿入する.
使用キュレット：Gr. No. 14.

2 ポケット底に達したらフェイスと歯根面のなす角度が70°になるように（ラストシャンクと歯根面が平行）ハンドルを起こす. 刃部の先端1/3が歯根面に適合するように位置づける.

3 4 遠心面のコンタクトポイント直下までストロークを行う. ラストシャンクと歯根面が平行になっていることを確認する.

▶▶▶ 手首の動き〔上記 3 → 4 の動き〕　❗ 側方手首前腕運動

支点（レスト）を中心にして，手と前腕を左右に回すように（ドアノブを回すように）動かします.

指・手・手首・腕が一体となります（**A**→**B**へ動く）.

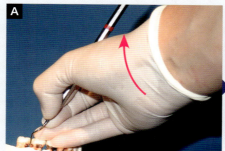
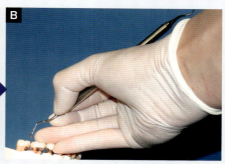

頬側から見た手指の動き

狭い骨縁下ポケットへのストローク（6）

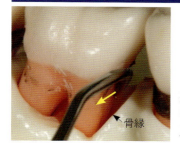

通常の垂直ストロークではポケット底まで到達困難な，狭い骨縁下ポケットに対しては，トゥを下向きにした水平ストロークが有効である.
使用キュレット：Gr.No.12.

キュレットブレード（刃部）形態と歯肉の関係

ブレード：太　　　　　　　　　　　　　**ブレード：細**

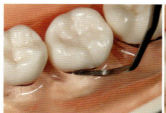
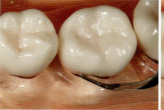
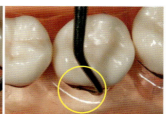

ブレードの幅が広く太いため，キュレット操作時に歯周組織に負担となる. タイトな歯周組織の場合は不適切なブレードの選択といえる.
使用キュレット：Gr. No. 14.

ブレードの幅が細く，キュレット操作時に歯周組織に負担とならない. しかし多量の歯石が付着している場合は強い力で操作できないため，歯石の除去効率が落ちてしまう.
使用キュレット：Gr. No. 14.

II-2 中級編：単根歯 - 複根歯をマスターする・下顎臼歯部のSRP

⑥頬側根分岐部でのストローク

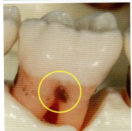

⑥頬側根分岐部

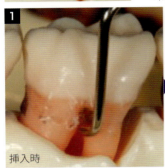

1 挿入時　2 かき上げ時
根分岐部近心頬側根遠心面使用キュレット：Gr. ミニ F. No14.

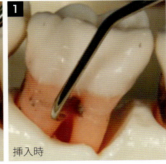

1 挿入時　2 かき上げ時
根分岐部遠心頬側根近心面使用キュレット：Gr. ミニ F. No.11.

⑥頬側面での水平ストローク

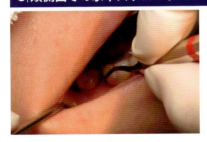

このストローク時はフィンガーレストを側切歯と中切歯の切縁に置いている.

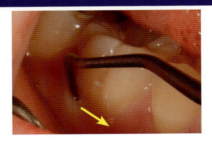

⑥頬側面における水平ストローク.
写真は Gr. No.13 を使用（Gr. No. 11 を使うこともある）.
歯肉辺縁に沿ってキュレット刃部を引くストロークのイメージで行う.

歯周外科処置時の⑥頬側根分岐部でのストローク

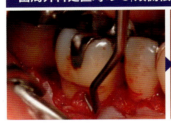

⑥近心根遠心面に垂直ストロークを行っている．骨面を傷つけないように注意している.
使用キュレット：Gr. No. 14.

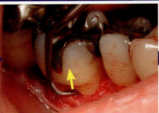

⑥遠心根近心面に垂直ストロークを行っている.
使用キュレット：Gr. No. 11.

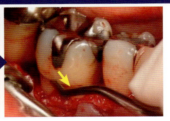

⑥近心根遠心面にトゥを下に向けた状態で水平ストロークを行っている.
使用キュレット：Gr. No. 13.

✓ Point！

下顎大臼歯根分岐部では，近心根・遠心根の内面に陥凹部がある.

陥凹部に刃部を適合させ，オーバーラップしたストロークを行うことがポイント.

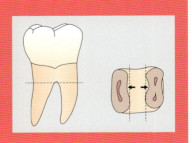

7 最後方臼歯部遠心面のストローク

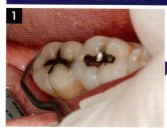
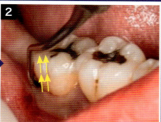
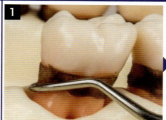
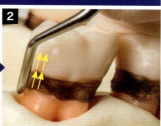

1 キュレット刃部フェイス面を0°で挿入する（クローズドイン）．

2 カッティングエッジを起こし，ラストシャンクを歯根面と平行にしてかき上げる．

1 左写真と同部位別角度模型．キュレット刃部フェイス面を0°で挿入する（クローズドイン）．

2 カッティングエッジを起こしラストシャンクが歯根面と平行になるように位置づける．

 手首の動き 〔上記**1**→**2**の動き〕

最後方臼歯遠心面の歯周ポケットへの挿入は，キュレットの刃部（フェイス面）と歯根面のなす角度を0°（クローズドイン）にするためには**1**のように手首をかなり下げるイメージとなります．

歯石の下に刃部が到達した感触を得たらハンドルを起こし，遠心歯根面とラストシャンクを平行に保つことによりカッティングエッジと歯根面のなす角度が70°になります．カッティングエッジがよく効くようになるので適切なSRPが行えます．

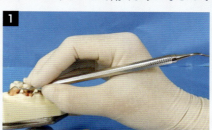
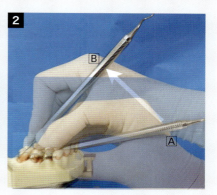

1 刃部挿入時の手首の状態

2 ハンドルをAからBへ起こし，垂直ストロークを開始する

7 最後方臼歯部遠心面の水平ストローク

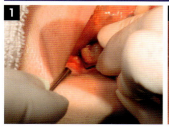
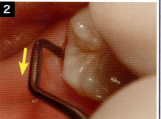
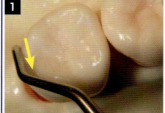
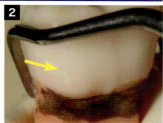

1 このストローク時はフィンガーレストを大臼歯と小臼歯の咬合面に置いている．

2 トゥを根尖に向け歯周ポケットへ挿入．先端が根尖に向いているため，軟組織を傷つけやすいので注意する．
使用キュレット：Gr. No. 13．

1 左写真と同部位別角度模型．刃部全体を平行に引く．

2 ストロークのはじめから終わりまで作業角度は同じ．

 手首の動き 〔上記**1**→**2**の動き〕

❶ 指の屈伸運動

限られた部位でストロークの長さを正確にコントロールするには指の屈伸運動（指を引く動作）が有効です．

この動かし方は，口腔外レストを用いる場合もあります．

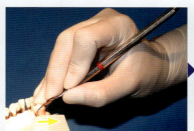
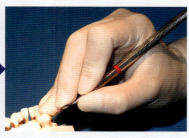

指の屈伸運動（指を引く動作）による水平ストローク

中級編：単根歯 - 複根歯をマスターする・下顎臼歯部の SRP

3 下顎右側小臼歯部舌側への施術詳細

Arrangement

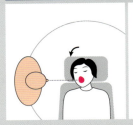
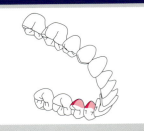

- 術者：サイドポジション（状況に応じフロントポジションでも行う）
- 患者頭位：顎を引き，頭部を施術部が見やすいように術者側に傾ける．
- 使用キュレット：近心 Gr. No. 12，遠心 Gr. No. 13．
- 施術部位：直視または鏡視

Technique

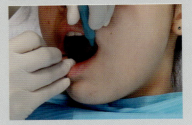

下顎右側小臼歯部舌側施術時．
ミラーはライトを反射させ間接照明としたり，鏡視のために用いる．
固定点：前歯の切縁または小臼歯の咬合面にフィンガーレストを置く．

5| 舌側遠心隣接面施術時（直視）

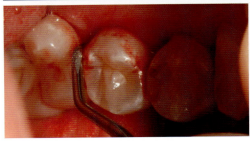
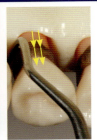

口腔内で遠心面のキュレット適合状態を示す．隣接面はコンタクトポイント直下まで進める．
使用キュレット：Gr. No. 13．

同部位模型．ラストシャンクが歯根面と平行になっていることがわかる．この状態でコンタクトポイント直下までキュレット刃部をかき上げる．

5| 舌側面から近心隣接面施術時（鏡視）

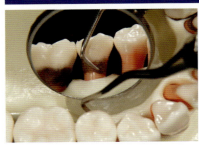
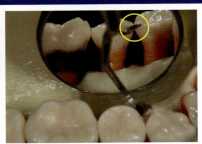

ストローク開始時．
使用キュレット：Gr. ミニ F. No.12．

近心隣接面に向かうストローク（○印はミラー内のキュレット刃部）．

5| 舌側面から近心隣接面施術時（直視）

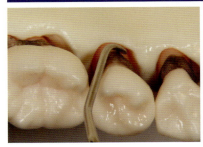
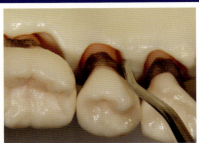

ストローク開始時．
使用キュレット：Gr. ミニ F. No. 12．

近心隣接面でのストローク．

4 下顎右側大臼歯部舌側への施術詳細

Arrangement

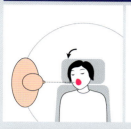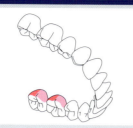

- 術者：サイドポジション（状況に応じフロントポジションでも行う）
- 患者頭位：顎を引き，頭部を施術部が見やすいように術者側に傾ける．
- 使用キュレット：近心 Gr. No. 12，遠心 Gr. No. 13．
- 施術部位：直視または鏡視

Technique

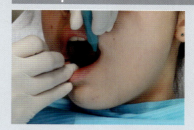

下顎右側大臼歯部舌側施術時．
ミラーはライトを反射させ間接照明としたり，鏡視のために用いる．
固定点：小臼歯または大臼歯の咬合面にフィンガーレストを置く．

7| 舌側最後方臼歯部遠心面施術時（鏡視）

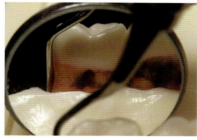

刃部の先端1/3を歯面に適合させる．
使用キュレット：Gr.No.13．

ストロークの動作中は，側方圧と作業角度を一定に保つ．

▶▶▶ 手首の動き

ストロークの始めから終わりまで，ラストシャンクが歯根面と平行であるように維持することが重要です．

手首前腕運動／水平ストロークがしにくい部位，狭い部位には，指の屈伸運動を行います．

🔴 指の屈伸運動

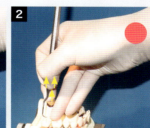

1から**2**へ，拇指，示指，中指で引く動作を行い，手首（●部分）は動かさない（写真は7|舌側面を行っている）．

下顎右側臼歯部（7〜4|）の効率的なSRPの進め方

頰側

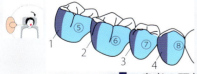

Gr. No.14のキュレットを用い，第二大臼歯遠心面から始め，第一小臼歯遠心面（1→4）へとSRPを行う．
その後Gr. No.11のキュレットを用い，第二大臼歯近心面から第一小臼歯近心面（⑤→⑧）の順番に進める．

▼ 患者の頭部の傾きを変更

舌側

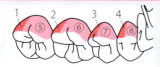

Gr. No.13のキュレットを用い，第二大臼歯遠心面から始め，第一小臼歯の遠心面（1→4）へとSRPを行う．
その後Gr. No.12のキュレットを用い，第二大臼歯近心面から第一小臼歯近心面（⑤→⑧）の順番に進める．

5 下顎左側小臼歯部頰側への施術詳細

Arrangement

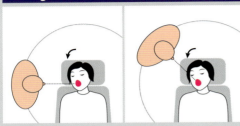
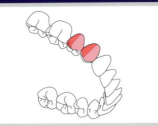
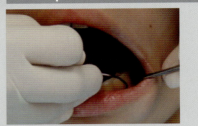

- 術者：サイドポジション（状況に応じ10～11時に移動）
- 患者頭位：顎を引き，頭部を施術部が見やすいように術者側に傾ける．
- 使用キュレット：近心 Gr. No. 12，遠心 Gr. No. 13
- 施術部位：直視または鏡視

Technique

下顎左側小臼歯部頰側施術時．
ミラーを反射させて間接照明としたり，鏡視のために用いる．
固定点：前歯の切縁または小臼歯の咬合面にフィンガーレストを置く．

5 頰側遠心隣接面施術時

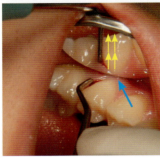
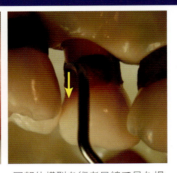

頰側遠心隣接面施術時．
ラストシャンクが歯根面と平行になっていることがわかる．頰粘膜をミラーを用い排除すると同時にラストシャンクが歯根面と平行になっているかをミラーで鏡視して確認している．ミラーの辺縁（←）を歯肉に押しつけると痛みを伴うため注意する．
使用キュレット：Gr. No.13．

同部位模型を術者目線で見た場合．
垂直方向にキュレットをかき上げる．
使用キュレット：Gr. No. 13．

5 頰側面から近心隣接面へのストローク

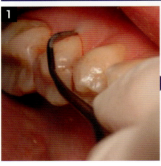
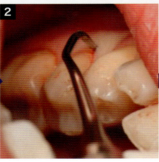
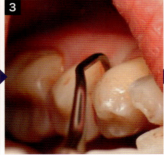
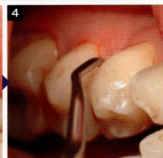

1 頰側歯根遠心隅角部から刃部を歯周ポケットへ挿入し，刃部の先端1/3を歯根面に適合させる．
フィンガーレストは下顎前歯部切縁にとっている．
使用キュレット Gr. No. 12．

2 ハンドルを起こし垂直ストロークを開始する．

3 頰側面から近心隣接面へ進む．

4 近心面は頰舌側幅の半分くらいまでキュレット刃部を進める．

6 下顎左側大臼歯部頰側への施術詳細

Arrangement

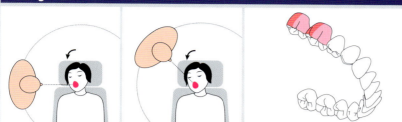

- 術者：サイドポジション（状況に応じ 10 〜 11 時に移動）
- 患者頭位：顎を引き，頭部を施術部が見やすいように術者側に傾ける．
- 使用キュレット：近心 Gr. No.12，遠心 Gr. No.13．
- 施術部位：直視または鏡視

Technique

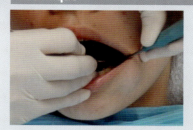

下顎左側大臼歯部頰側施術時．
ミラーを反射させて間接照明としたり，鏡視のために用いる．
固定点：小臼歯または大臼歯の頰側咬頭にフィンガーレストを置く．

6 頰側根分岐部のストローク（歯周外科処置時）（直視）

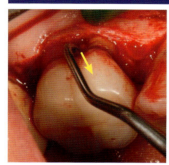

6 根分岐部遠心頰側根近心面．
本図では垂直ストロークを行っている．
使用キュレット：Gr.No.12．

同部位模型拡大．

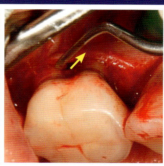

6 根分岐部近心頰側根遠心面．
本図では水平ストロークを行っている．
ミラーを用いて鏡視し根分岐部の状態を確認している．
使用キュレット：Gr.No.14．

同部位模型イメージ．

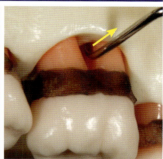

✓ Point

水平ストローク…垂直や斜め方向のストロークを使用することが困難な部位に適応する．
〔歯根隅角部・根分岐部・深く狭い歯周ポケット・発達した発育溝など〕
トゥを根尖に向け水平ストロークを使うことで，刃部を歯根面の凹凸部へ適合させることができる．

このストロークの注意点

☑ トゥが根尖を向いているため軟組織を傷つけやすい．

☑ 歯石除去をする場合，指の屈伸運動はもっとも力が弱いため，垂直や斜め方向のストロークほど効果的でない．

水平ストロークは一般のスケーリングには効果的ではないため，限られた部位のみに用いる．

7 下顎左側小臼歯部舌側への施術詳細

Arrangement

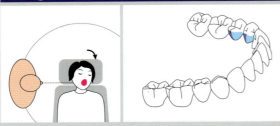

- 術者：サイドポジション
- 患者頭位：顎を引き，頭部を施術部が見やすいように術者とは反対側に傾ける．
- 使用キュレット：近心 Gr. No. 11，遠心 Gr. No. 14．
- 施術部位：直視．見えにくい部位は鏡視

Technique

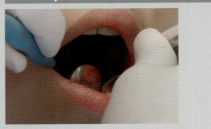

下顎左側小臼歯部舌側施術時．
ミラーは舌の排除や間接照明として用いる．
固定点：犬歯の切縁または小臼歯の頬側咬頭にフィンガーレストを置く．

5 舌側面施術時

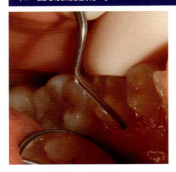

刃部の先端 1/3 を歯根面に適合させ，舌側から遠心隣接面へストロークを行う．ミラーを用いる際には口腔底を押しつけすぎないように注意する．
使用キュレット：Gr. No. 14．

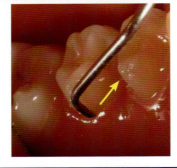

刃部の先端 1/3 を歯面に適合させ水平ストロークを行っている．
使用キュレット：Gr. No. 11．

6 舌側面から近心隣接面へのストローク

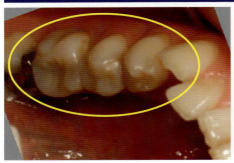

施術部位咬合面観．

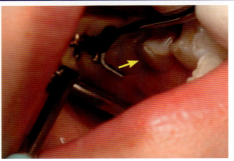

刃部の先端 1/3 を歯根面に適合させ舌側面から近心隣接面へ水平ストロークを行っている．フィンガーレストを側切歯と中切歯の切縁に置いている．ミラーを用いる際には口腔底を押しつけすぎないように注意する．
使用キュレット：Gr. No. 11．

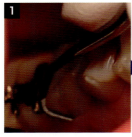
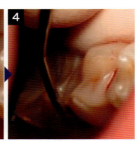

1 2 歯根遠心隅角部から刃部を歯周ポケットに挿入し，刃部の先端 1/3 を歯根面に適合させる．ハンドルを起こし垂直ストロークを開始する．
使用キュレット：Gr.No.11．

3 舌側面から近心隣接面へ刃部を進める．

4 隣接面部は頬舌側幅の半分くらいまで刃部を進める．

8 下顎左側大臼歯部舌側への施術詳細

Arrangement

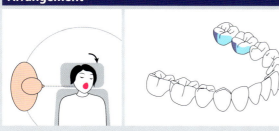

- 術者：サイドポジション
- 患者頭位：顎を引き，頭部を施術部が見やすいように術者とは反対側に傾ける．
- 使用キュレット：近心 Gr. No. 11，遠心 Gr. No. 14．
- 施術部位：直視．見えにくい部位は鏡視

Technique

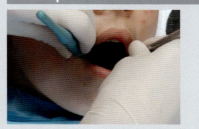

下顎左側大臼歯部舌側施術時．
ミラーを用いて舌を排除する．
固定点：小臼歯または大臼歯の頬側咬頭にフィンガーレストを置く．

⁷⌋ 最後方臼歯部遠心面のストローク

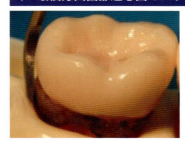

使用キュレット：Gr. No. 13．
垂直ストローク

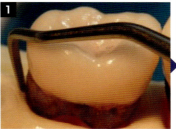

使用キュレット：
Gr.No.13．
水平ストローク

❶ トゥは根尖に向け挿入．

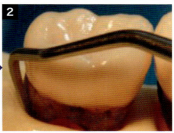

❷ 刃部全体を平行に引く．

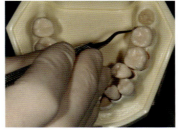

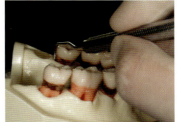

⁷⌋ 遠心面施術時のフィンガーレストの位置を示す．反対側歯列の下顎の咬合面または切歯の切縁にフィンガーレストを置く．

下顎左側最後方臼歯部遠心面：　水平ストローク時　頬側から舌側に向かう　Gr. No. 13
　　　　　　　　　　　　　　　垂直ストローク時　トゥを舌側に向ける　Gr. No. 13
　　　　　　　　　　　　　　　　　　　　　　　　トゥを頬側に向ける　Gr. No. 14

Clinical Case 1　下顎右側臼歯部のSRP

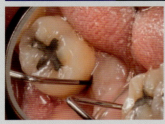
7̄遠心面．深い歯周ポケットが見られる（9mm）．ミラーを用いて鏡視することにより正確なポケット測定が行える．

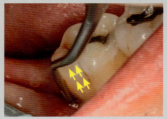
ラストシャンクが歯根面と平行になっていることによって歯石を的確に除去できる．

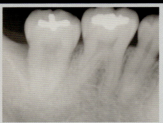
SRP前．遠心に3壁性の骨欠損が見られる．

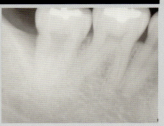
SRP実施2カ月後．骨欠損部に骨の再生が認められる．歯周ポケットは5mmまで改善された．

Clinical Case 2　下顎左側臼歯部のSRP

治療経過

SRP前	SRPから5カ月後	歯周外科処置から3カ月後

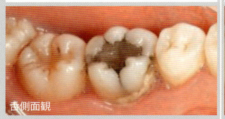
舌側面観
歯肉辺縁は発赤腫脹が見られ，歯石が多量に付いている．

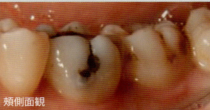
頬側面観
歯肉辺縁の炎症は消退している．

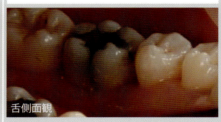
舌側面観
歯肉辺縁の炎症は消退している（歯周外科処置時に智歯の抜歯を行っている）．

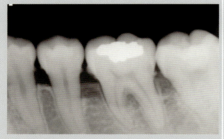
隣接面には多量の歯石が認められる．6̄ に根分岐部病変が認められる．

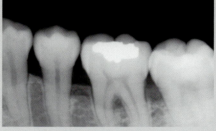
6̄遠心には歯石の残存が認められる．根分岐部病変も認められる．

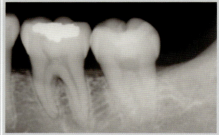
歯槽硬線が明瞭になってきていることがわかる．

プロービング値　　　　　　　　　　　　　　　　　　　　　　　　　　　（青：排膿あり，赤：出血あり）

	4	5	6	7	8
舌側	645	668	647	748	856
頬側	455	477	857	678	856 6

動揺度：すべてClass I．
根分岐部病変：6̄ 7̄ 舌側 Class I．
　6̄ 頬側 Class II，7̄ 頬側 Class I．

	4	5	6	7	8
舌側	323	335	446	336	466
頬側	223	324	333	328	656 6

動揺度：なし
根分岐部病変：6̄ 7̄ 舌側 Class I．
　6̄ 頬側 Class II，7̄ 頬側 Class I．

	4	5	6	7	8
舌側	333	333	333	333	6
頬側	222	323	323	323	

動揺度：なし
根分岐部病変：6̄ 7̄ 舌側 Class I．
　6̄ 頬側 Class II，7̄ 頬側 Class I．

歯周外科処置とSRPの実施

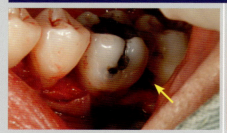
下顎左側臼歯部歯周外科処置時（写真は全層弁による歯肉翻転時の頬側面観）．歯石の残存が認められる（矢印）．

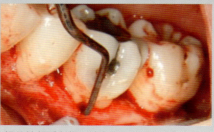
根分岐部近心根の遠心面にGr.No.13のキュレットを使用．

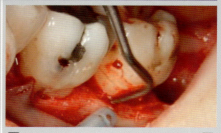
7̄部水平ストローク．歯周外科処置時に8̄の抜歯を同時に行っている．
使用キュレット：Gr. No. 14．

Advance Case 1　下顎臼歯部叢生部位のSRP

叢生の状態

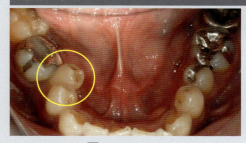

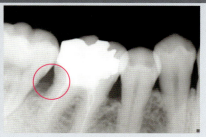

	6	5
舌側	5 4 5	5 4 5
頬側	5 3 4	4 3 4

6 5 のプロービング値

下顎咬合面観．5̲は舌側転位している．そのため患者自身によるセルフケアも行いにくく，プロービング値が深い．

同部位X線写真．6̲と7̲間に歯槽骨の吸収および歯石の付着が認められる．

5̲のX線写真による診断に基づくスケーラーの選択

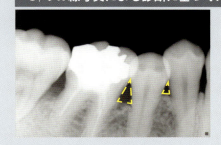

> **✓ Point !**
>
> この症例のように叢生が見られる場合，器具の選択が重要となる．
> まずX線写真から隣在歯との歯間空隙を確認（△印）する．遠心にはグレーシーキュレットのスタンダードが使用できると判断し，近心にはミニファイブを選択した．頬舌側歯頸部は歯根に器具が適合しやすいようにブレード幅の小さいミニファイブを選択した．

SRP前のプロービング値の測定

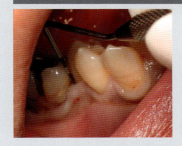

浸潤麻酔を行っているため，SRP前に再度正確なプロービング値を測定する必要がある．ブラッシングの定着によって，プロービング値は術前より改善している．

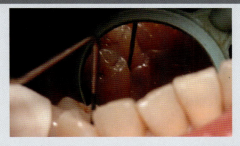

5̲は舌側転位により正確な測定が難しい．そのため鏡視によりプロービング値を測定すると確実である．

SRPの実施

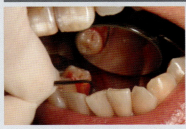

5̲は舌側転位しているため，舌側のSRPは患者の顔を術者側にかなり傾けてもらうことによって施術しやすくなる．写真は3Aエキスプローラーを用いて歯石探知を行っているところ．

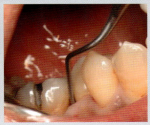

5̲遠心面．垂直ストローク．
使用キュレット：Gr. No. 14.

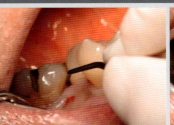

5̲遠心面からの水平ストローク．
使用キュレット：Gr. No. 13.

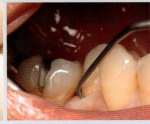

5̲歯頸部．斜めストローク．
使用キュレット：Gr. ミニF. No. 11.

Advance Case 2　下顎右側臼歯部楔状欠損部の SRP

楔状欠損の状態

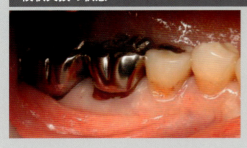

施術前の下顎右側臼歯部頬側．5┘に顕著な楔状欠損が認められる．歯肉には浸潤麻酔後のため，貧血帯が見られる．

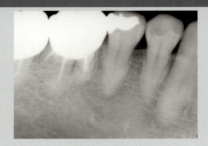

同部位X線写真．5┘のプロービング値は頬側遠心から4 3 4．

楔状欠損部への SRP のポイント

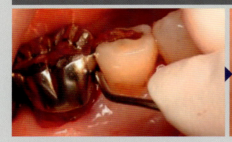 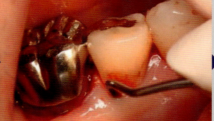 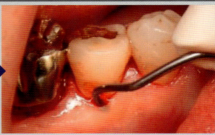

使用キュレット：Gr. No.13．
水平ストローク

✓ Point！

歯頸部に楔状欠損が認められる場合，ブレード（刃部）挿入時に欠損部分を傷つけないように注意する（知覚過敏を誘発してしまうため）．またストロークは短く細かく行う．

SRP 後の経過

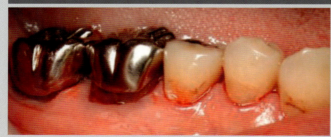

SRP 施術直後の下顎右側臼歯部頬側面観

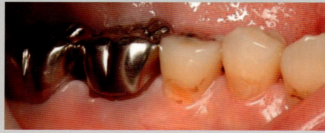

SRP 実施1週間後の同部位の状態

下顎左側臼歯部（4~7）の効率的な SRP の進め方

頬側

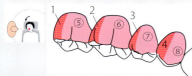

Gr. No. 13 のキュレットを用い，第二大臼歯遠心面から始め，順番に第一小臼歯遠心面（1→4）へと SRP を行う．
その後 Gr. No.12 のキュレットを用い，第二大臼歯近心面から第一小臼歯近心面（⑤→⑧）の順に進める．

↓ 患者の頭部の傾きを変更

舌側

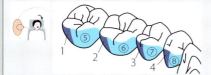

Gr. No. 14 のキュレットを用い，第二大臼歯の遠心面から始め，第一小臼歯の遠心面（1→4）へと SRP を行う．
その後 Gr. No. 11 のキュレットを用い，第二大臼歯近心面から第一小臼歯近心面（⑤→⑧）の順番に進める．

下顎臼歯部 SRP 実践テクニックのポイント（左右側共通）

 頬側・舌側 ポジショニング
- 患者によっては，舌癖，嘔吐反射，過剰な唾液分泌があることを留意する．
- 開口制限がある場合は，ポジショニングやフィンガーレストを工夫する．
- 軽く開口してもらうと頬粘膜が排除しやすくなる．

 根面の解剖学的形態に対するアプローチ
- 根分岐部病変に注意する．
- 大臼歯を行う場合は，ハンドルを握っている指の位置を調整し，支点を長くとることで大臼歯へ到達しやすくなる．

上級編：複根歯をマスターする
上顎臼歯部のSRP

上顎右側小臼歯部頬側施術時

Arrangement

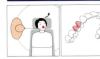

キュレット
近心：Gr. No. 12
遠心：Gr. No. 13

術者位置：**サイドポジション**
患者頭部の位置：顎を上げ，頭部を施術部が見やすいように術者と反対側に傾ける．

Technique

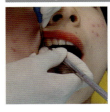 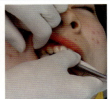

ミラーを用いて頬粘膜を排除する．
ミラーは口腔外固定となる．軽く開口してもらうことで頬粘膜を排除しやすくなる．

施術部位：直視または鏡視（遠心面）

上顎右側大臼歯部頬側施術時

Arrangement

キュレット
近心：Gr. No. 12
遠心：Gr. No. 13

術者位置：**サイドポジション**
患者頭部の位置：顎を上げ，頭部を施術部が見やすいように術者と反対側に傾ける．

Technique

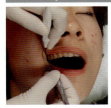

ミラーは反射させて間接照明としたり，鏡視のために用いる．

施術部位：直視または鏡視（遠心面）

上顎左側小臼歯部頬側施術時

Arrangement

キュレット
近心：Gr. No. 11
遠心：Gr. No. 14

術者位置：**サイドポジション**もしくは**フロントポジション**
患者頭部の位置：顎を上げ，頭部を施術部が見やすいように術者側に傾ける．

Technique

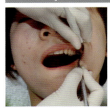

ミラーを用いて頬粘膜を排除する．
患者の口腔内の状況によりフロントポジションでも行う．

施術部位：直視または鏡視（遠心面）

上顎左側大臼歯部頬側施術時

Arrangement

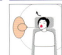

キュレット
近心：Gr. No. 11
遠心：Gr. No. 14

術者位置：**サイドポジション**もしくは**フロントポジション**
患者頭部の位置：顎を上げ，頭部を施術部が見やすいように術者側に傾ける．

Technique

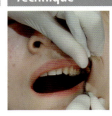

患者の口腔内の状況によりフロントポジションでも行う．
ミラーを用いて遠心面を確認する．

施術部位：直視または鏡視（遠心面）

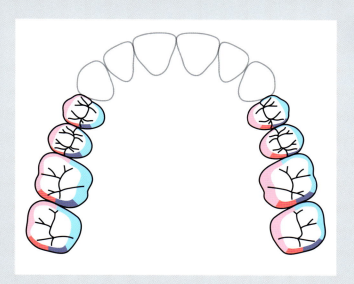

上顎臼歯部使用キュレット

	遠心隅角部から近心	Gr. No. 11/12 の **No. 11**
	遠心隅角部から遠心	Gr. No. 13/14 の **No. 14**
	遠心隅角部から近心	Gr. No. 11/12 の **No. 12**
	遠心隅角部から遠心	Gr. No. 13/14 の **No. 13**

上顎右側小臼歯部口蓋側施術時

Arrangement

キュレット
近心：Gr. No. 11
遠心：Gr. No. 14

術者位置：**サイドポジション**
患者頭部の位置：顎を上げ，頭部を施術部が見やすいように術者側に傾ける．

Technique

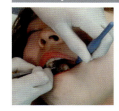

患者の口腔内の状況により10〜11時の位置に移動すると施術しやすい．

施術部位：直視または鏡視

上顎右側大臼歯部口蓋側施術時

Arrangement

キュレット
近心：Gr. No. 11
遠心：Gr. No. 14

術者位置：**サイドポジション**
患者頭部の位置：顎を上げ，頭部を施術部が見やすいように術者側に傾ける．

Technique

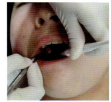

ミラーは反射させて間接照明としたり，鏡視のために用いる．
患者の口腔内の状況により10〜11時に移動すると施術しやすい．

施術部位：直視または鏡視

上顎左側小臼歯部口蓋側施術時

Arrangement

キュレット
近心：Gr. No. 12
遠心：Gr. No. 13

術者位置：**サイドポジション**もしくは**フロントポジション**
患者頭部の位置：顎を上げ，頭部を施術部が見やすいように術者と反対側に傾ける．

Technique

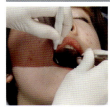

患者の口腔内の状況によりフロントポジションでも行う．

施術部位：直視または鏡視（遠心面）

上顎左側大臼歯部口蓋側施術時

Arrangement

キュレット
近心：Gr. No. 12
遠心：Gr. No. 13

術者位置：**サイドポジション**もしくは**フロントポジション**
患者頭部の位置：顎を上げ，頭部を施術部が見やすいように術者と反対側に傾ける．

Technique

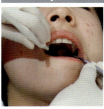

患者の口腔内の状況によりフロントポジションでも行う．
ミラーを用いて遠心面を確認する．

施術部位：直視または鏡視（遠心面）

上級編：複根歯をマスターする・上顎臼歯部のSRP

1 上顎右側小臼歯部頰側への施術詳細

Arrangement

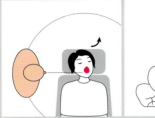
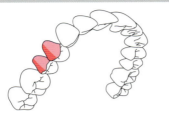

- 術者：サイドポジション
- 患者頭位：顎を上げ，頭部を施術部が見やすいように術者と反対側に傾ける．
- 使用キュレット：近心 Gr. No. 12，遠心 Gr. No. 13.
- 施術部位：直視または鏡視（遠心面）

Technique

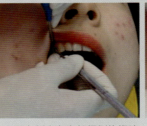
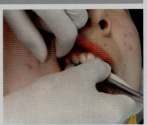

上顎右側小臼歯部頰側施術時．
ミラーを用いて頰粘膜を排除する．ミラーは口腔外固定となる．
軽く開口してもらうことで，頰粘膜を排除しやすくなる．
固定点：施術歯または施術歯にできるだけ近い頰側咬頭にフィンガーレストを置く．

4 頰側面から近心隣接面へのストローク

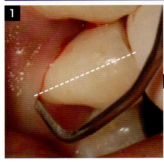
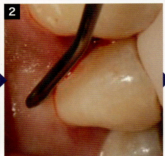
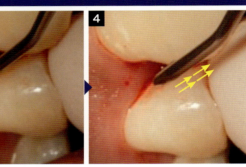

1 歯根遠心隅角部に刃部を挿入．先端1/3を歯根面に適合させる．フィンガーレストは施術歯に置いている．
使用キュレット：Gr. No.12.

2 3 ハンドルをわずかに回転させ垂直ストロークを細かく行いながら頰側面から近心隣接面へ向かう．

4 頰舌側幅の半分くらいまでストロークを行う．ラストシャンクが歯根面と平行になっていることを確認する．

▶▶▶ 手首の動き（ 4 頰側施術時）〔上記 3 → 4 の動きを示す〕　❗ 上下手首前腕運動

支点（レスト）を使いながら，手首と前腕をほんの少し下げます．
刃部を上下・垂直方向に動かします（わずかな手首の上下運動を続ける）．

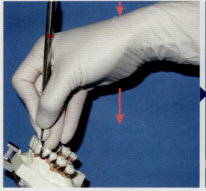
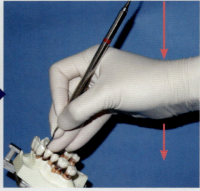

上下手首前腕運動で歯石かき上げ時．
手首は矢印方向に下がる．

4 頬側遠心隣接面のストローク

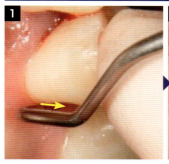
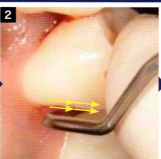
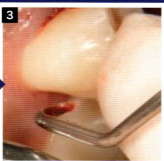

1 刃部の先端1/3を歯根面に適合させ垂直ストロークでかき上げる.
使用キュレット：Gr. No. 13.

2 ラストシャンクが歯根面と平行になっていることを確認する.

3 頬舌側幅の半分くらいまでストロークを行う.

▶▶▶ 手指の動き（ 4 頬側遠心隣接面施術時）〔上記 1→3 の動き〕　　❗ 指の屈伸運動

垂直方向のストローク（歯根面とラストシャンクは平行を維持）.
支点（レスト）を中心に指の屈伸運動を行います（指をバラバラに動かさないこと！）.

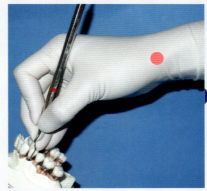
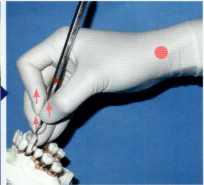

屈伸運動で歯石をかき上げた場合.
拇指，示指，中指で「引く」動作を行い，手首（●）は動かさない.

5 頬側面から近心隣接面への回し込み動作

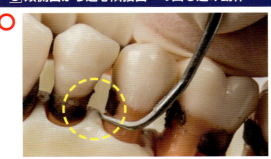
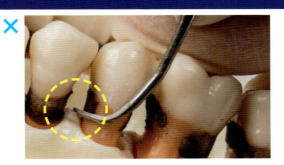

刃部の先端1/3を歯根面に適合させ，歯根隅角部に向かう回し込みができている.
使用キュレット：Gr. No. 12.

ハンドルを回転させ歯根隅角部に向かう回し込みを行わないと，刃部先端1/3が歯根面から離れ歯肉を損傷する恐れがある.

2 上顎右側大臼歯部頬側への施術詳細

Arrangement

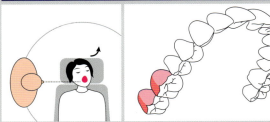

- 術者：サイドポジション
- 患者頭位：顎を上げ，頭部を施術部が見やすいように術者と反対側に傾ける．
- 使用キュレット：近心 Gr. No. 12，遠心 Gr. No. 13.
- 施術部位：直視または鏡視（遠心面）

Technique

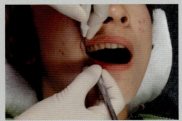

上顎右側大臼歯部頬側施術時．
ミラーを用いて頬粘膜を排除する．ミラーは口腔外固定となる．
固定点：施術歯にできるだけ近い頬側咬頭にフィンガーレストを置く．口腔外固定となることもある．

7┘頬側面から近心隣接面へのストローク

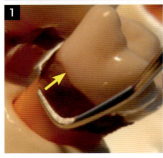 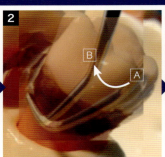 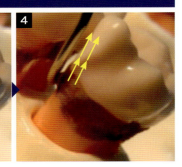

1 刃部の先端1/3を歯根面に適合させ，垂直ストロークでかき上げる．
使用キュレット：Gr.No.12.

2 3 AからBへハンドルをわずかに回転させ垂直ストロークを細かく行いながら頬側面から近心隣接面へ向かう．

4 頬舌側幅の半分くらいまでストロークを行う．ラストシャンクが歯根面と平行になっていることを確認する．

▶▶ 手首の動き（頬側施術時）〔上記 3→4 の動き〕　❗ A側方手首前腕運動・B指の屈伸運動

実際の患者の口腔内では，歯列不正や開口量，歯冠修復物などによって，フィンガーレストの取り方，キュレットの動かし方に制約が生じます．そのため状況に応じて，手首前腕運動（側方・上下）・指の屈伸運動など，いくつかを組み合わせて応用します．

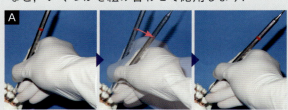 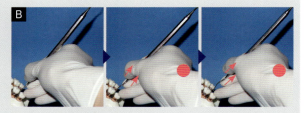

側方手首前腕運動で行った場合（キュレットは矢印の方向へ動く）

指の屈伸運動で行った場合．
拇指，示指，中指で「引く」動作（→）を行い，手首（●）は動かさない．

7┘頬側面から遠心隣接面へのストローク

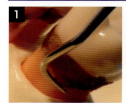 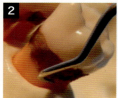 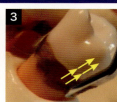

刃部の先端1/3を歯根面に適合させ垂直ストロークでかき上げる．
使用キュレット：Gr. No. 13.

ハンドルをわずかに回転させ，垂直ストロークを細かく行いながら歯根遠心隅角部から遠心面へ向かう．

頬舌側幅の半分ぐらいまでストロークを行う．ラストシャンクが歯根面と平行になっていることを確認する．

▶▶ 手指の動き（7┘遠心面施術時）〔左図 2→3 の動き〕　❗ 指の屈伸運動

指がバラバラにならないように動かし，ストロークのはじめから終わりまで作業角度を維持することが，操作中最も重要です．

拇指，示指，中指で「引く」動作を行う．

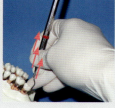

6 根分岐部遠心頬側根近心面への施術

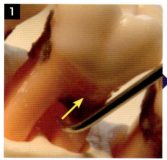
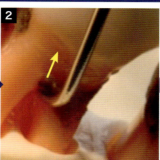
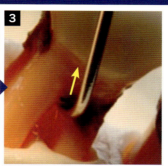

1 刃部の先端1/3を遠心根近心面に適合させる．
使用キュレット：
Gr. ミニ F. No.12.

2 垂直ストロークでかき上げる．

3 根分岐部直下に向かう．

6 根分岐部近心頬側根遠心面への施術

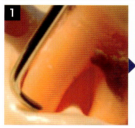
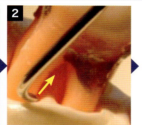

1 近心頬側根遠心隅角部から開始．
使用キュレット：
Gr. ミニ F. No. 13.

2 わずかにハンドルを回し，遠心面へ向かう．

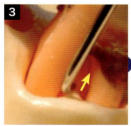
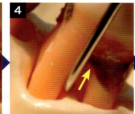
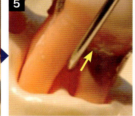

3 4 5 遠心面に沿って分岐部まで垂直ストロークでかき上げる．

✓ Point !

新しいキュレットを使用するには根分岐部が狭すぎる場合，何回かシャープニングして刃部の幅が狭くなったキュレットを使用するとよい．

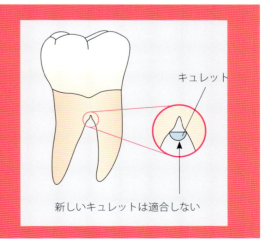

キュレット

新しいキュレットは適合しない

3 上顎右側小臼歯部口蓋側への施術詳細

Arrangement

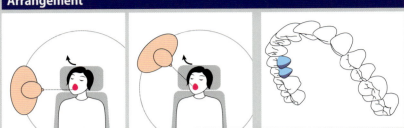

- 術者：サイドポジション
- 患者頭位：顎を上げ，頭部を施術部が見やすいように術者側に傾ける．
- 使用キュレット：近心 Gr. No. 11，遠心 Gr. No. 14.
- 施術部位：直視または鏡視

Technique

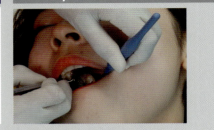

上顎右側小臼歯部口蓋側施術時．
患者の口腔内の状況により10〜11時の位置に移動すると施術しやすい．
固定点：施術歯にできるだけ近い口蓋側咬頭にフィンガーレストを置く．

上顎右側小臼歯部口蓋側の施術

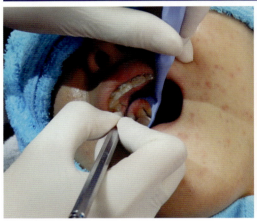

4] 施術時のポジション．
患者頭位を術者側に向け，鏡視している．
フィンガーレストを隣在歯に置いている．

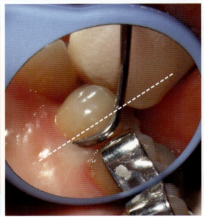

5] 遠心隅角部での歯肉溝への刃部挿入時．
施術歯にフィンガーレストを置いている．

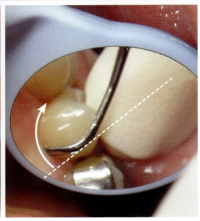

5] 遠心隅角部から，近心隣接面へ刃部を進める．
使用キュレット：Gr. No. 11.

✅ Point！

上顎第一小臼歯近心面はどの歯よりも陥凹度が強い．
そのためプラークコントロールが難しく，歯周炎も悪化しやすい．

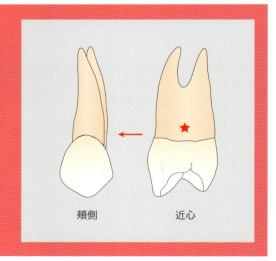

頬側　　近心

4 上顎右側大臼歯部口蓋側への施術詳細

Arrangement

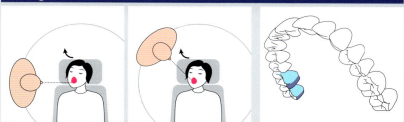

- 術者：サイドポジション
- 患者頭位：顎を上げ，頭部を施術部が見やすいように術者側に傾ける．
- 使用キュレット：近心 Gr.No.11，遠心 Gr.No.14．
- 施術部位：直視または鏡視

Technique

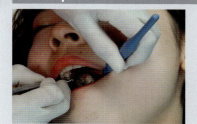

上顎右側大臼歯部口蓋側施術時．
ミラーは反射させて間接照明としたり，鏡視のために用いる．患者の口腔内の状況により 10〜11 時の位置に移動すると施術しやすい．
固定点：施術歯にできるだけ近い口蓋側咬頭にフィンガーレストを置く．

6 口蓋側から近心隣接面への SRP

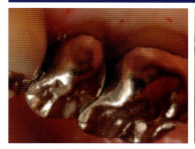 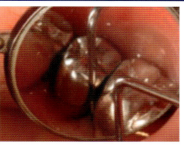 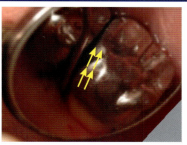

術前．浸潤麻酔後のため歯肉には貧血帯が見られる．
術者目線：直視．

歯根近心隅角部付近のプロービング時．
術者目線：鏡視．

上顎大臼歯近心面施術時での鏡視拡大．ラストシャンクと歯根面は平行になっている．
使用キュレット：Gr. No. 11.

上顎右側臼歯部（ 7〜4｜ ）の効率的な SRP の進め方

頬側

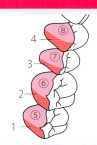

Gr. No. 13 のキュレットを用い，第二大臼歯遠心面から始め，第一小臼歯遠心面（1→4）へと SRP を行う．
その後 Gr. No. 12 のキュレットを用い，第二大臼歯近心面から第一小臼歯近心面（⑤→⑧）の順番に進める．

▼ 患者の頭部の傾きを変更

口蓋側

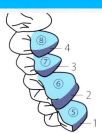

Gr. No. 14 のキュレットを用い，第二大臼歯遠心面から始め，第一小臼歯遠心面（1→4），へと SRP を行う．
その後 Gr. No. 11 のキュレットを用い，第二大臼歯近心面から第一小臼歯近心面（⑤→⑧）の順番に進める．

5 上顎左側小臼歯部頬側への施術詳細

Arrangement

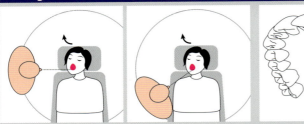

- 術者：サイドポジションもしくはフロントポジション
- 患者頭位：顎を上げ，頭部を施術部が見やすいように術者側に傾ける．
- 使用キュレット：近心 Gr. No. 11，遠心 Gr. No. 14.
- 施術部位：直視または鏡視（遠心面）

Technique

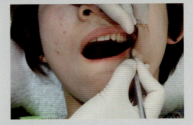

上顎左側小臼歯部頬側施術時．
ミラーを用いて頬粘膜を排除する．患者の口腔内の状況によりフロントポジションでも行う．
固定点：施術歯または施術歯にできるだけ近い頬側咬頭にフィンガーレストを置く．口腔外固定となることもある．

|4 頬側面施術時

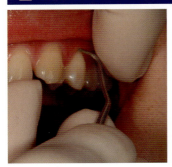

歯肉縁下に刃部を挿入し，先端 1/3 を歯根面に適合させている状態．
示指で頬粘膜を排除し，上顎前歯部切縁にフィンガーレストを置いている．
使用キュレット：Gr. No. 11.

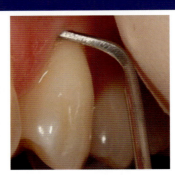

同部位拡大

|4 頬側面から近心隣接面の施術

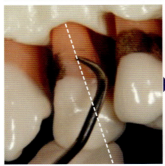 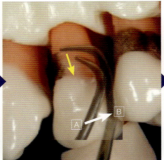 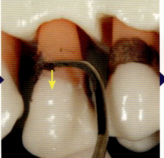 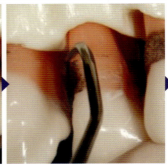

歯根遠心隅角部から歯肉縁下にフェイスを歯根面に対して 0° でキュレットを挿入する．
使用キュレット：Gr. No. 11.

ポケット底に達したら，フェイスと歯根面のなす角度が 70° になるようにハンドルをやや起こす（AからBへ．つまりラストシャンクと歯根面が平行となる）．刃部の先端 1/3 が歯根面に適合するように位置づける．矢印方向にキュレットをかき上げる．

歯石の取り残しがないように歯根面をオーバーラップするように細かく動かすポケット底からセメント-エナメル境に向かってかき上げる．

歯根近心隅角部に達したら刃部の先端 1/3 を歯根面に適合させた状態でハンドルをわずかに回転させ頬側面から近心隣接面へ向かう．

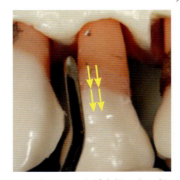 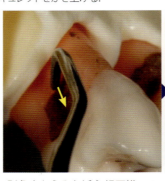 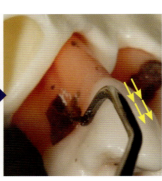

ラストシャンクが歯根面と平行になっていることを確認する．近心面頬舌側幅の中央位まで刃部を進める．

別角度からみた近心根面溝へのアプローチ．刃部の先端 1/3 が歯根面に適合した状態でキュレットをかき上げる．

歯根面とラストシャンクは平行に保たれた状態である．

4 頬側遠心隣接面施術時

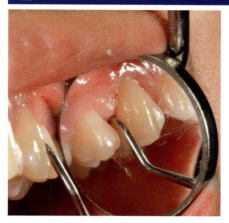
遠心部は直視できない場合が多いため，ミラーを用いて鏡視し，ラストシャンクが歯根面と平行になっていることを確認する．
使用キュレット：Gr. No. 14.

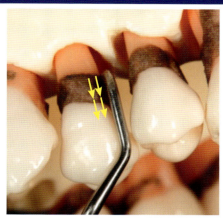
同部位直視の場合．ラストシャンクと歯根面が平行になることを常に意識する．

 手首の動き（ 5 近心面施術時） ❶ **A 側方手首前腕運動・B 指の屈伸運動**

　レストを支点とした手首前腕運動（側方・上下）が基本です．
　しかし，開口量（制限），歯列不正，歯列欠損形態，歯冠修復物などの問題や，頬粘膜や舌などの軟組織の介在によって，レストのとり方，キュレットの動かし方に制約が生じるため，指の屈伸運動など，いくつかを組み合わせて応用することになります．

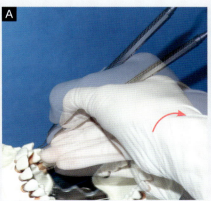
側方手首前腕運動

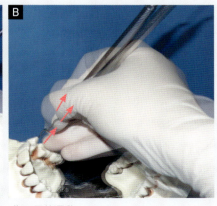
指の屈伸運動

6 上顎左側大臼歯部頬側への施術詳細

Arrangement

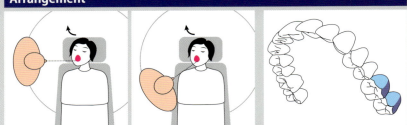

- 術者：サイドポジションもしくはフロントポジション
- 患者頭位：顎を上げ，頭部を施術部位が見やすいように術者側に傾ける．
- 使用キュレット：近心 Gr. No. 11，遠心 Gr. No. 14
- 施術部位：直視または鏡視（遠心面）

Technique

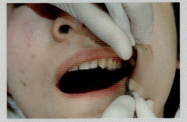

上顎左側大臼歯部頬側施術時．ミラーを用いて頬粘膜を排除する．患者の口腔内の状況によりフロントポジションでも行う．
固定点：施術歯または施術歯にできるだけ近い頬側咬頭にフィンガーレストを置く．口腔外固定となることもある．

6 頬側面から遠心隣接面へのストローク

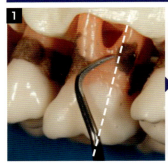 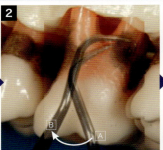 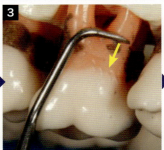 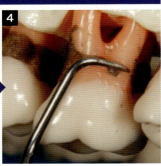

1 歯根遠心隅角部から歯肉縁下にフェイスを歯根面に対して0°で刃部を挿入する．
使用キュレット：Gr.No.14．

2 ポケット底に達したらフェイスと歯根面のなす角度が70°になるようにハンドルをやや起こす（AからB．ラストシャンクが歯根面と平行になる）．刃部の先端1/3が歯根面に適合するように位置づける．

3 歯石の取り残しがないように歯根面をオーバーラップするように細かく動かす．

4 汚染物質をポケット底に押し込まないように歯周ポケットからかきだす．

重要 ポケット内で往復運動は行わない！

6 根分岐部遠心頬側根の施術

遠心頬側根遠心面　使用キュレット：Gr. ミニ F. No.14

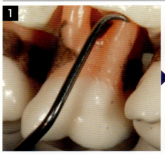 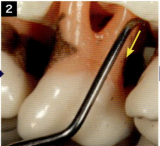 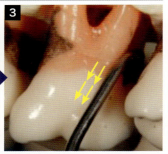

遠心頬側根近心面　使用キュレット：Gr. ミニ F. No. 11

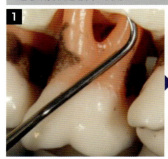 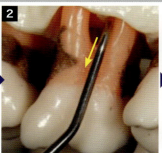 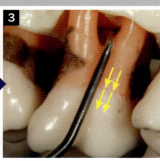

1 遠心根中央部に刃部を挿入し，先端1/3を歯根面に適合させる．

2 矢印方向にかき上げる．

3 ラストシャンクと歯根面が平行になっていることを確認する．

Point !

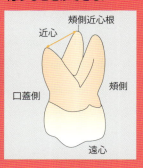

上顎第一大臼歯では頬，口蓋側歯根は根尖方向にいくに従って頬舌的に開いてくる．頬側近心根は頬舌的に大きく，近心の分岐部は口蓋側寄りにある．
複雑な歯根形態であるため，頬舌的にそれぞれの方向から回し込み操作を行うことで，根面の陥凹面に対応することができる．

|6 遠心隣接面のストローク

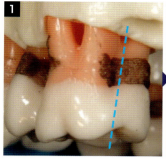 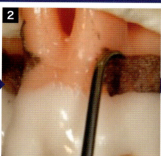 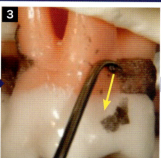 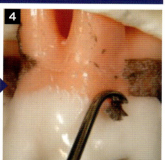

ストロークは隣接面の中央くらいまで刃部を進める．写真のように歯根面のくぼみが顕著な場合，刃部が短いミニを用いると歯根面への適合性が増す．
使用キュレット：Gr. ミニ F. No.14

▶▶▶ 手首の動き（|6 遠心隣接面）〔上記 2→4 の動き〕

側方手首前腕運動　　❶ 位置づけ　　　　　　　　　❶ ストローク中　　　　　　　　　　❶ 終了時

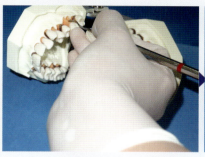 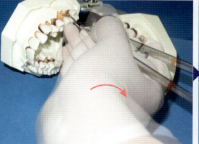 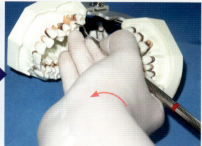

薬指を支点（レスト）として，拇指・示指・中指・薬指が一体となる．

作業角度を変えず，支点（レスト）を中心に手と前腕をわずかに右に回転させる（ドアノブを回すように）．

手首の動きが大きくならないように注意し，支点（レスト）を中心に手と前腕をわずかに左に回転させ，戻す．

|6 根分岐部近心頬側根の施術時

近心頬側根近心面	近心頬側根遠心面
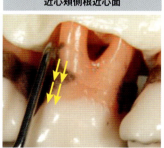	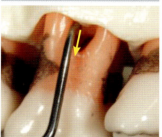

ラストシャンクと歯根面が平行になるようにキュレットをかき上げる．
使用キュレット：
Gr. ミニ F. No. 11

ラストシャンクと歯根面が平行になるようにキュレットをかき上げる．
使用キュレット：
Gr. ミニ F. No.14

上顎大臼歯部頬側の鏡視

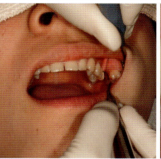 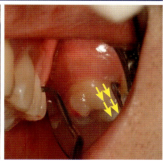

|6 近心面を鏡視しているところ（右は施術部位の拡大写真）．上顎頬側部を鏡視する場合は，頬側にミラーを置き，ラストシャンクと歯根面の平行性を確認する．最大開口ではなく少し口を閉じぎみにしてもらうと，ミラーをスムーズに挿入できる．

7 上顎左側小臼歯部口蓋側への施術詳細

Arrangement

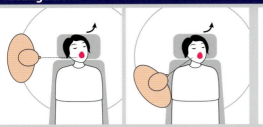

- 術者：サイドポジションもしくはフロントポジション
- 患者頭位：顎を上げ、頭部を施術部が見やすいように術者と反対側に傾ける．
- 使用キュレット：近心 Gr. No. 12，遠心 Gr. No. 13．
- 施術部位：直視または鏡視（遠心面）

Technique

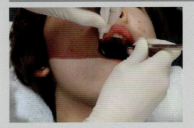

上顎左側小臼歯口蓋側施術時．
口腔内の状況によりフロントポジションでも行う．
固定点：施術歯または施術歯にできるだけ近い頬側咬頭にフィンガーレストを置く．

4 口蓋側近心面施術時

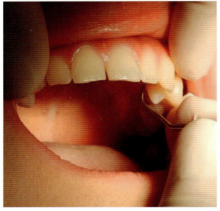

施術歯にできるだけ近い歯にフィンガーレストを置き，歯肉縁下に刃部を挿入し，先端1/3を歯根面に適合している状態．
使用キュレット：Gr. No. 12．

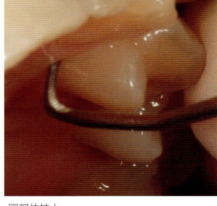

同部位拡大

上顎小臼歯近心根面溝への探知

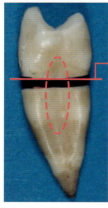

点線で囲まれた部分は凹んでいる．器具の取り扱い時に注意が必要である．

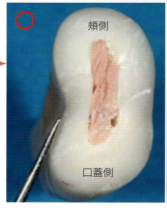

3Aエキスプローラーが凹みに沿っている．

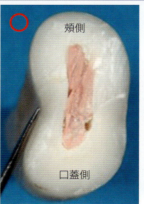

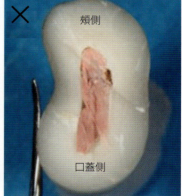

3Aエキスプローラーが凹みに沿っていないため歯根面の形態が把握できない．また歯石の取り残しなども探知できない．

|4 口蓋側から近心隣接面へのストローク

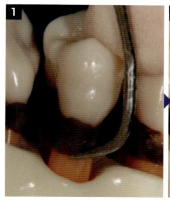 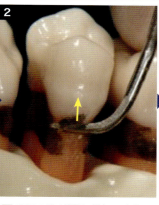 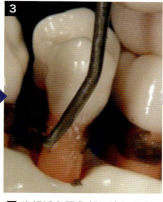 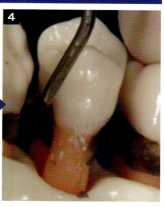

1 口蓋側面の歯根遠心隅角部から歯肉縁下にフェイスを歯根面に対して0°でキュレットを挿入する.
ポケット底に達したらフェイスと歯根面のなす角度が70°になるようにハンドルをやや起こす（ラストシャンクと歯根面を平行にする）．刃部の先端1/3が歯根面に適合するように位置づける.
使用キュレット：Gr. No. 12.

2 歯石の取り残しがないように歯根面をオーバーラップするように細かく動かす．ポケット底からセメント-エナメル境に向かってかき上げる.

3 歯根近心隅角部に達したら，刃部の先端1/3を歯根面に適合させた状態でハンドルをわずかに回転させ近心隣接面へ向かう.

4 近心隣接面中央位まで刃部を進める．陥凹部に適合させている.

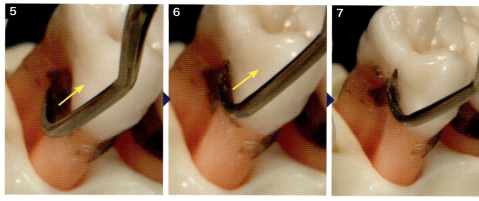

5 6 7 別角度から見た |4 口蓋側から近心根面溝へのアプローチ．
刃部の先端1/3が歯根面に適合した状態でキュレットをかき上げ，歯根面とラストシャンクは平行に保たれた状態である．隣接面の的確なインスツルメンテーションは歯間鼓形空隙が広い口蓋側から行う.

8 上顎左側大臼歯部口蓋側への施術詳細

Arrangement

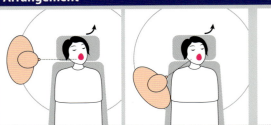
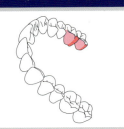
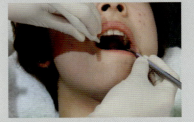

- 術者：サイドポジションもしくはフロントポジション
- 患者頭位：顎を上げ，頭部を施術部が見やすいように術者と反対側に傾ける．
- 使用キュレット：近心 Gr. No. 12，遠心 Gr. No. 13.
- 施術部位：直視または鏡視（遠心面）

Technique

上顎左側大臼歯口蓋側施術時．
口腔内の状況によりフロントポジションでも行う．
ミラーを用いて遠心面を確認する．
固定点：施術歯または施術歯にできるだけ近い口蓋側咬頭にフィンガーレストを置く．

6 口蓋側面から遠心隣接面へのストローク

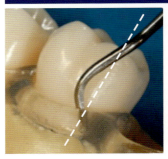

口蓋側歯根遠心隅角部から歯肉縁下にフェイスを歯根面に対して0°で刃部を挿入する．
使用キュレット：Gr.No.13.
ストローク：垂直ストローク

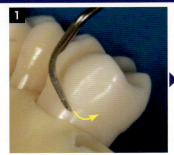

1 歯根遠心隅角部に達したら刃部の先端1/3を歯根面に適合させた状態で，ハンドルをわずかに回転させ，遠心隣接面へ向かう．

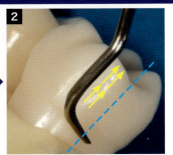

2 遠心面頬舌側幅の半分くらいまでストロークを行う．ラストシャンクと歯根面が平行になっていることを確認する．

6 口蓋側面から近心隣接面の施術

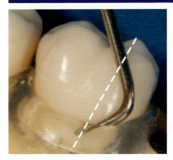

口蓋側歯根遠心隅角部から歯肉縁下にフェイスを歯根面に対して0°でキュレットを挿入する．
使用キュレット：Gr. No. 12.
ストローク：垂直ストローク

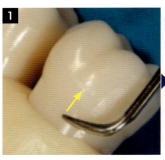

1 ポケット底に達したらフェイスと歯根面のなす角度が70°になるようにハンドルをやや起こす（ラストシャンクと歯根面を平行にする）．刃部の先端1/3が歯根面に適合するように位置づける．

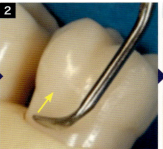

2 歯石の取り残しがないように歯根面をオーバーラップするように細かく動かす．

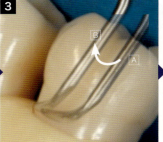

3 歯根近心隅角部に達したら刃部の先端1/3を歯根面に適合させた状態でハンドルをわずかに回転させ，口蓋側面より近心隣接面へ向かう．

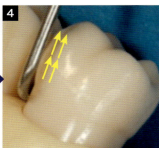

4 ラストシャンクと歯根面が平行になっていることを確認する．ストロークは近心隣接面の中央くらいまで刃部を進める．

6| 口蓋側近心隣接面におけるキュレット挿入

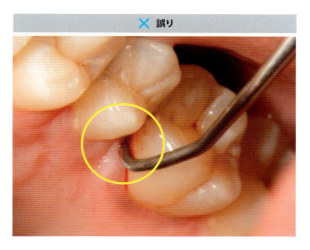

○ 正しい

隣接面中央付近までキュレットが進んでいる.

× 誤り

隣接面中央付近までキュレットが進んでいないため, 隣接面に歯石の取り残しができてしまう.

 手首の動き（6| 頬側遠心根遠心面 SRP 時の手指および手首の動き）

実際のキュレットの動きと自分のイメージが同一になるように操作することで, 施術中のキュレットのブレを最小限にし, 歯根面と刃部の関係を適切に維持することができます（写真は指の屈伸運動）.

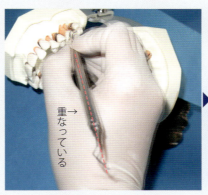

○ 理想の動き. ストローク時, キュレットとキュレットの動きが重なっている. ハンドルのブレが最小限となる.

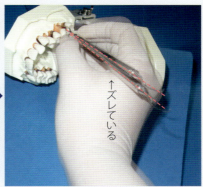

△ キュレットとキュレットがズレている. ハンドルが大きくブレている.

Clinical Case　上顎右側臼歯部のSRP

治療経過

| 術前 | SRPより2カ月後 | 歯周外科処置より6カ月後 |

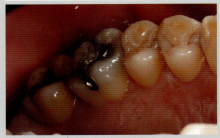

特に歯間部に強い炎症が見られる（上顎右側臼歯部口蓋側面観）．

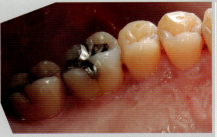

SRPより2カ月後，歯周外科処置時．浸潤麻酔を行っているため歯肉に貧血帯が認められる．

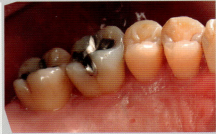

歯肉の炎症は改善し，ポケットは改善されている．

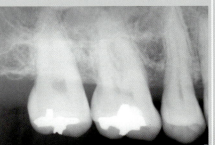

隣接面には歯石が認められる．

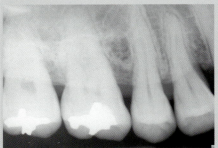

術前と比較して歯石が除去できていることが確認できる．

歯槽硬線が明瞭になってきている．

プロービング値　　　　　　　　　　　　　　　　　　　　　　　　　　　　　　　　　　　　（赤：出血あり）

	7	6	5	4
頬側	6 4 8	5 3 8	6 5 5	7 3 8
口蓋側	6 8 6 8	7 3 8	7 3 4	5 3 7

特に近遠心隣接面に深い歯周ポケットが見られる．

	7	6	5	4
頬側		5 3 6	3 2 4	4 3 3	4 3 5
口蓋側	6	6 3 5	5 3 6	6 3 4	5 3 4

出血点が減っているものの，深い歯周ポケットが残存している．

	7	6	5	4
頬側		3 3 3	3 2 3	3 2 3	3 3 3
口蓋側	3	3 3 3	3 3 3	3 2 3	3 2 4

歯周ポケットが全体的に浅く，4⏌口蓋側近心隣接面に問題点が残る．

歯周外科処置とSRPの実施

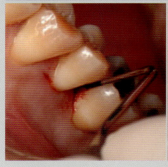

6⏌頬側近心隣接面のプロービング．術者目線：直視．
浸潤麻酔後，骨面まで達するプロービングを行い，骨欠損状態を把握している（歯周ポケット：7mm）．

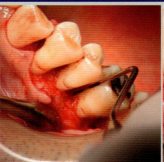

歯周外科処置時．術者目線：直視．粘膜弁を翻転した状態．左の写真と同部位にプローブを挿入したところ．

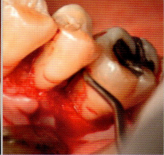

6⏌頬側近心部のSRP（歯周外科処置時）．術者目線：直視．
トゥを下に向けた状態で水平ストロークを行っている．
使用キュレット：Gr. No. 11.

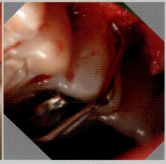

6⏌口蓋側のSRP（歯周外科処置時）．術者目線：直視．
口蓋側の凹みには，スタンダードではなくミニファイブを用いたほうが歯根面に適合しやすいことがわかる．
使用キュレット：Gr. ミニF. No. 11.

上顎左側臼歯部（4~7）の効率的なSRPの進め方

頬側

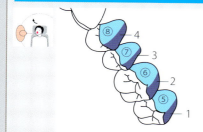

Gr. No. 14のキュレットを用い，第二大臼歯遠心面から始め，第一小臼歯遠心面（1→4）へとSRPを行う．
その後Gr. No. 11のキュレットを用い，第二大臼歯近心面から第一小臼歯近心面（⑤→⑧）の順番に進める．

▼ 患者の頭部の傾きを変更

口蓋側

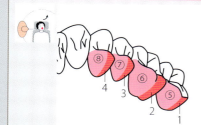

Gr. No. 13のキュレットを用い第二大臼歯遠心面から始め，第一小臼歯遠心面（1→4）へとSRPを行う．
その後Gr. No. 12のキュレットを用い，第二大臼歯近心面から第一小臼歯近心面（⑤→⑧）の順番に進める．

上顎臼歯部SRP実践テクニックのポイント（左右側共通）

 頬側・舌側 ポジショニング
- 頬側施術時は，患者に軽く開口してもらうことで，頬粘膜がリラックスし，ミラーで排除しやすい．

 根面の解剖学的形態に対するアプローチ
- 小臼歯の根面溝に注意する．
- 上顎大臼歯は3根であり，特に口蓋根の根面溝にも注意を払う．
- 大臼歯近遠心の根分岐部病変に注意する．
- 歯間鼓形空隙の形状により，頬側に比較して口蓋側のほうが広いためアプローチが容易である．口蓋側からのアプローチを徹底する

Ⅱ編
SRP Basics
復習！的確なSRP実践のための基本ノウハウ

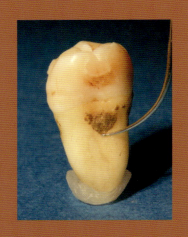

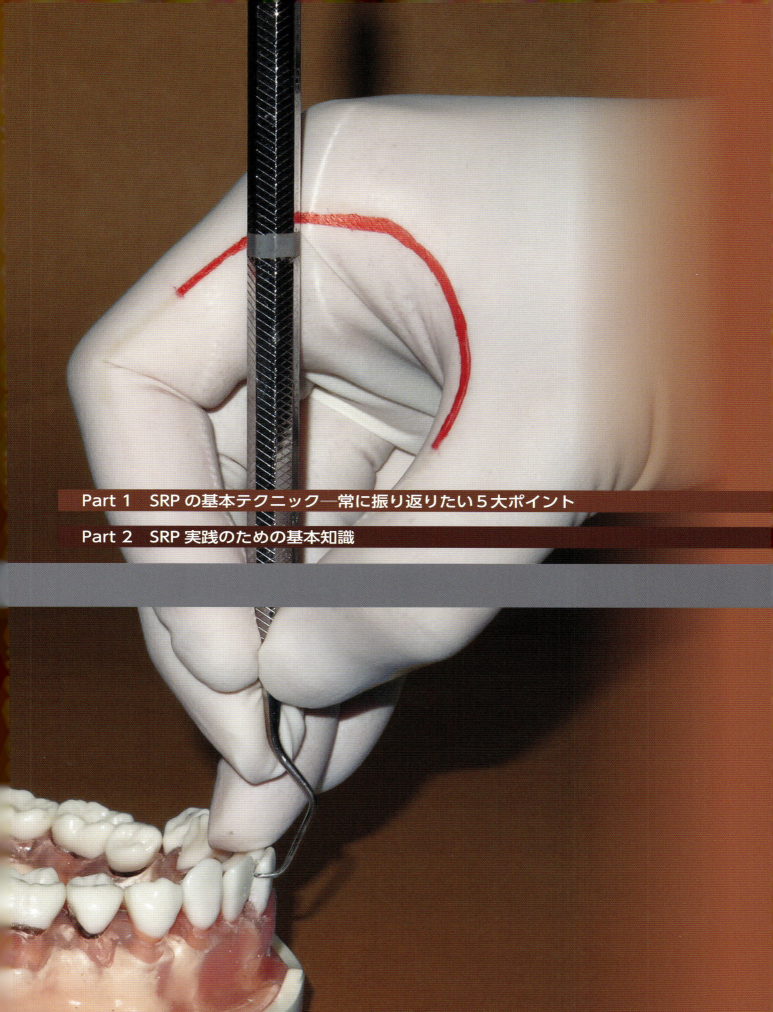

Part 1　SRPの基本テクニック―常に振り返りたい5大ポイント

Part 2　SRP実践のための基本知識

Ⅱ編　SRP Basics：復習！的確なSRP実践のための基本ノウハウ

Part 1

SRPの基本テクニック
──常に振り返りたい5大ポイント

Guidance for This Part ……………………………………………………………………………… Ⅱ編 Part 1 の読み方

ここまで，臨床で活かせるSRPの実践テクニックを解説してきました．SRPの技術を習得し，技術を向上させていくためにはまず，基本手技を確立していくことが最も重要といえます．このことでSRP時に患者の負担を少なくするだけでなく，術者の疲労の軽減にもつながります．

本パートでは，SRPを行う際に常に振り返って確認してほしい重要な事柄を，5つの項目に分けて解説します．

1 インスツルメントの正しい持ち方
SRP時に使用する器具の正しい持ち方を習得することによって，的確な操作を行えるようになります．

2 シャープニング
歯科衛生士の「仕事道具」ともいえる，キュレットの特徴やブレードの取り扱い方などを学びます．

3 固定
硬い歯石を除去するとき，力が伝わらなくて除去できなかったり，歯石があるとわかっているのにうまく除去できなかったりする経験は誰しもあるでしょう．フィンガーレストを見直すことによって，歯石除去のレベルアップが期待できます．

4 ストローク
歯根面や歯肉を不用意に傷つけず，的確に歯石を除去するためのテクニックを学びます．患者からいつも「しみる」「痛い」と言われないようになるため，そして術者が疲れずにSRPを行えるようになるための，特に重要なテクニックといえます．

5 ポジショニング
術野が見えにくい，SRPを行いにくいといったことがないように，患者に対する術者の位置をマスターします．
術者が施術しやすいポジションは，患者にとっても楽に施術を受けられるポジションでもあります．

★グレーシーキュレット・ハンドル部の番号について★

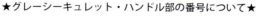
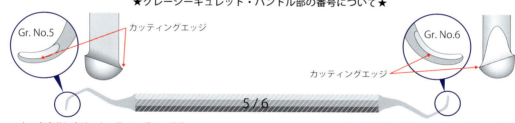

トゥを自分に向け，カッティングエッジが右側となるほうが奇数番号

トゥを自分に向け，カッティングエッジが左側となるほうが偶数番号

★SRP時におけるキュレットのさまざまなストロークの方向★

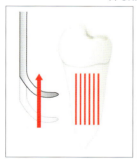
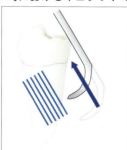
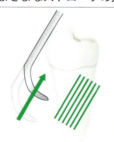
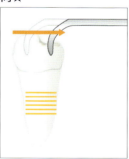

★実際の口腔内でのSRP★

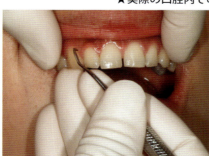
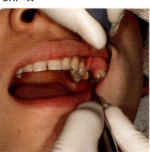

1 インスツルメントの正しい持ち方（把持法：執筆状変法）

基本的にインスツルメントは modified pen grasp（執筆状変法，）で把持します（示指，中指の内腹側を拇指の内腹側と向かい合わせ，器具をしっかり3点で保持する）．このことにより，歯石除去およびルートプレーニング時のキュレットのストローク（かき上げ操作）が確実になります．また適切な把持法は身体（手・指・腕）の負担を軽減します．

執筆状変法は，グレーシータイプキュレットだけでなく，プローブや3Aエキスプローラー（探針）などを含む歯科用インスツルメントの基本的な把持法です．

Point！
力を入れて器具を把持すると，触感が失われるので注意しましょう．

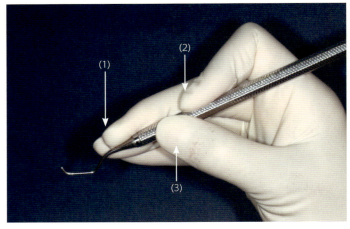

図1 執筆状変法によるキュレットの正しい持ち方
(1) 中指の腹を器具の頸部(シャンク部)に当てる．
(2) 示指は第2関節で曲げ腹をハンドル部に当てる．
(3) 拇指の腹は中指と示指の真ん中に置く．
　この3点支持(把持)効果によって歯石に除去圧を加えた際，指とキュレットのぐらつきを防ぐことができる．
(4) できるだけブレード（刃部）に近いラストシャンク部を持つ．このことにより刃部をよりコントロールしやすくなる．

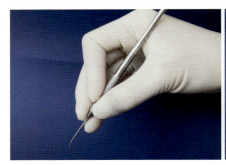

A：3Aエキスプローラーを執筆状変法で把持している．
　感触を最大限に高めるためにはエキスプローラーの頸部に中指が置かれていることが必要である．

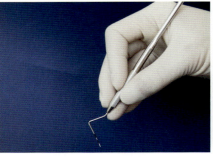

B：プローブ（CP-11）を執筆状変法で把持している．

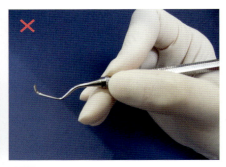

図3 誤った持ち方（執筆状の把持）．
　把持部は持っている指の間でコントロールできずに回転しやすくなる．

図2 執筆状変法によるエキスプローラーとプローブの正しい持ち方

2 シャープニング（タッチアップ）

1.「キュレットを知る」

キュレットはカッティングエッジがよく研磨され，いつも切れ味のよい状態であることが絶対条件です．キュレットの切れ味が悪いと，SRPのストロークの際，不適切な力が加わり，歯根面や歯肉に損傷を与えたり，最終的には壊死セメント質を取り残す原因になります．

基本原則は彎曲した刃先の原形を損なうことなく，鈍角となって切れ味の鈍った，フェイス（表面）とラテラルサーフェス（側面）で構成されるカッティングエッジ（切縁）を鋭利に回復することです（**図1, 2**）．

つまりシャープニングとは，キュレットの**カッティングエッジが切れなくなる前に，再度切れ味が戻るように行う**ことといえます（筆者らはこれをタッチアップ*とよんでいます）．キュレットが切れなくなるまで使用するのではなく，まだ切れる状態のうちに研磨する，すなわちタッチアップを行うことで，キュレットブレードの効果を最大限に活かせるのです．

> **Memo**
> *「シャープニング」と「タッチアップ」の違い
>
> ・シャープニング
> …キュレットが切れにくくなった状態から刃を付けるように研ぐこと．
>
> ・タッチアップ
> …キュレットのブレードの切れ味が変わらないうちに<u>ラテラルサーフェスの研磨</u>を行いカッティングエッジが切れる状態を常に維持すること．目安は20ストロークで1タッチアップ．

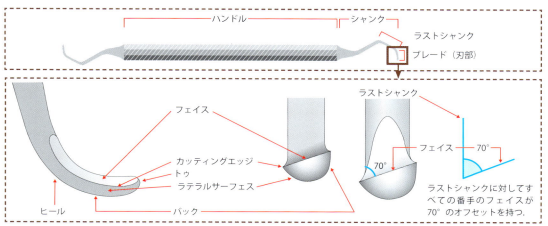

図1 グレーシータイプキュレットの構造（上）およびキュレット刃部の名称（下）
グレーシーキュレットの基本構造は，カッティングエッジ - シャンク - ハンドルで構成されている．
形態的特徴として，①カッティングエッジが片側のみについているため歯周組織を傷つける危険性が少なく歯肉縁下に適するようにできている．②フェイスがラストシャンクに対して70°のオフセットがあることによって歯根面の彎曲面への適合性を高めている．

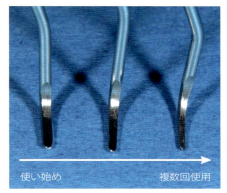
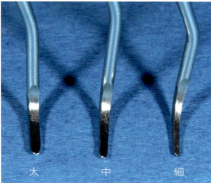
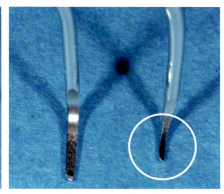

A：適切にシャープニングされている場合，ブレードの形態がほぼ損なわれないようにシャープニングを行う．

B：シャープニング（タッチアップ）を行っている回数によってブレードが小さくなっていくため，太・中・細と分けて使用している．それぞれ症例によって使い分ける．たとえば，太：歯肉がタイトではなく歯石が硬く付着している．細：歯肉がタイトであったり，セラミックス修復歯が装着されている歯根などに用いる．

C：シャープニングにより先端が細くなったキュレットは破折の危険性があるため，細くなった先端を削除し短いブレード（ミニブレード）として使用する．

図2 正しいシャープニングによるブレード形態の変化

1 SRPの基本テクニック—常に振り返りたい5大ポイント

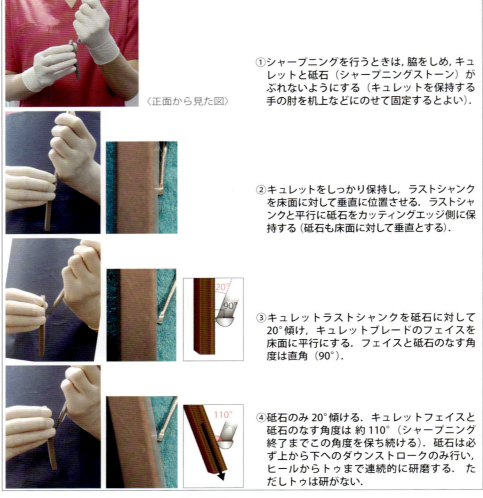

① シャープニングを行うときは，脇をしめ，キュレットと砥石（シャープニングストーン）がぶれないようにする（キュレットを保持する手の肘を机上などにのせて固定するとよい）．

〈正面から見た図〉

② キュレットをしっかり保持し，ラストシャンクを床面に対して垂直に位置させる．ラストシャンクと平行に砥石をカッティングエッジ側に保持する（砥石も床面に対して垂直とする）．

③ キュレットラストシャンクを砥石に対して20°傾け，キュレットブレードのフェイスを床面に平行にする．フェイスと砥石のなす角度は直角（90°）．

④ 砥石のみ20°傾ける．キュレットフェイスと砥石のなす角度は 約110°（シャープニング終了までこの角度を保ち続ける）．砥石は必ず上から下へのダウンストロークのみ行い，ヒールからトゥまで連続的に研磨する．ただしトゥは研がない．

図3 シャープニング（タッチアップ）の手順

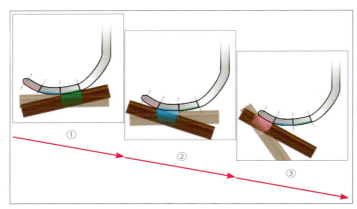

図4 シャープニングのイメージ（砥石とラテラルサーフェスの関係）
緑部分：後部1/3，青部分：中央1/3，ピンク部分：先端1/3．
刃部のヒールからトゥにかけて図のようなイメージでシャープニングを行う．各部を大体3つくらいに分け，シャープニング面が重複するようにダウンストロークでシャープニングを行う．ただしトゥは研がない．

2．シャープニング（タッチアップ）の手技と手順

歯石の状態などにもよりますが，目安は20ストロークで1回のタッチアップを行います（図3, 4）．
① キュレットをしっかり保持し，ラストシャンクを床面に対して垂直に位置させる．
② キュレットを20°傾け，キュレットブレードのフェイスを床面に平行にする．カッティングエッジ部に砥石（シャープニングストーン）を当て（砥石は床面に対し垂直に立てて保持），フェイスと砥石のなす角が直角（90°）になるようにする．

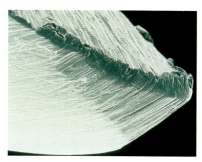

図5 不適切なシャープニングによるワイヤーエッジの形成

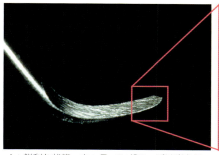

A：鋭利な状態．カッティングエッジは光を反射せず，直線となる．

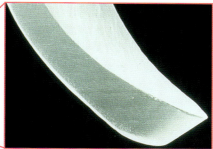

B：シャープニング後（拡大）

図7 シャープニングの評価 -1. 光にかざす方法 （資料提供；白水貿易）

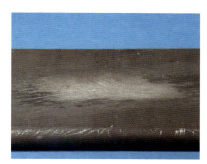

図6 不適切なシャープニングにより削れた砥石
キュレットおよび砥石を力強く押しつけてシャープニングを行うとキュレットの刃部の減りも早く，砥石も削れる量が多い．

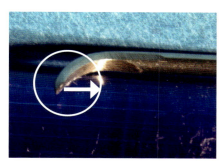

A：ラストシャンクとチェック棒を平行にしてブレードを矢印方向に引き，くいこみ状態を評価する．キュレットのブレードがヒールからトゥにかけて引っかかりがあるかを確認する．

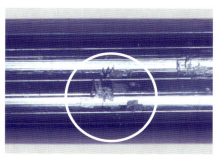

B：キュレットの食い込み跡

図8 シャープニングの評価 -2. チェック棒で評価する方法

> **Memo**
> *ワイヤーエッジ
> カッティングエッジから出た粗糙な薄い金属片．ワイヤーエッジが形成されると器具の切れ味が悪くなる（図5）．

③砥石のみ 20°傾ける．このときキュレットフェイスと砥石のなす角度は約 110°になり，シャープニングが終了するまでキュレットをしっかり保持し，この角度を保ち続ける．

砥石は**必ず上から下へのダウンストロークのみ行い**，ヒールからトゥまで連続的に研磨します．ダウンストロークを行うことによってワイヤーエッジ*が形成されません（図5）．

タッチアップの場合は刃が全く切れない状態となる前に行います．砥石とキュレットを強く押しつけすぎないよう注意しましょう（図6）．

3．シャープニング（タッチアップ）の評価法

・光にかざす方法（図7）
・チェック棒で評価する方法（図8）

があります（チェック棒での評価が簡便でわかりやすい）．

 Point！
刃部の形を変えたり，カッティングエッジの角度を変えるということは，器具が設計どおりに動かなくなり，効果を発揮できないことにつながります．
原型を損なわないようにタッチアップする方法を身につけましょう．

3 固定（フィンガーレスト）

SRPの効果を高めるには，施術歯に対して，効果的な固定点を求めることが必要です（図1〜4）．

フィンガーレストは，患者の口腔内や，開口状態，術者の手指の状態（手の大きさ）など，さまざまな条件によって異なってきます．常にラストシャンクが施術する歯根面と平行に保てる状態で，キュレットを安定させ，確実なストロークが行える位置を探し求めます．こうすることによってキュレットが歯根面から滑脱したり，不用意に歯肉を傷つけることを避けることができます．また手首前腕運動（側方・上下，後述）が行える位置であることが大切です．

固定法には以下のような種類があります．

①基本的な口腔内固定…施術歯または隣在歯に指の固定点を求める（図1）．

②指を介在させる固定…歯に固定点を求めにくい場合，歯列上かその他の部位に指を固定し，その上に固定点を求める（図2A, B）．

③口腔外に求める固定…不安定になりやすいため，顔面上に指の腹や手掌でしっかり固定する．開口量の少ない患者に対してや，部位により適宜応用する（図3A, B）．

④補強…施術歯と固定点の距離が離れて正確なコントロールが難しい場合や，側方圧が十分に加えられない場合，シャンクに指を置き補強することで安定し，側方圧を十分に加えることができる．固定は対顎や口腔外に求める（図4A, B）．

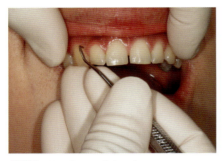

図1　基本的な口腔内固定
施術歯または施術歯に近い歯に固定点を求める．

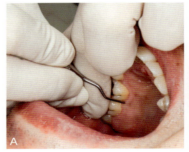 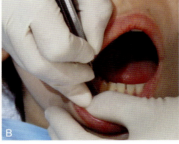

図2　口腔内の固定
A：示指を歯列上に置き，固定点をとる．施術歯と固定点の距離はあるが，十分に力を加えることができる．
B：拇指で下唇を排除するとともに拇指の上に固定点を置くことで安定させることができる．

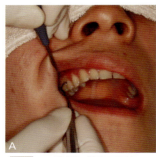 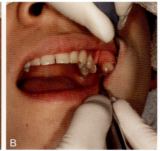

図3　口腔外に求める固定
A：薬指と小指を患者の下顎顔面皮膚上に置き固定点（固定は指の腹で行う）を求めている．
B：口腔外での手掌を下にした固定（固定は指の腹で行う）．オトガイを包むようなイメージで患者の下顎顔面上に置き固定点を求めている．

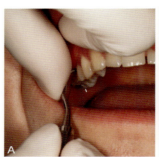 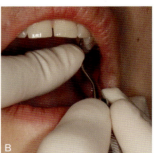

図4　補強
A：ラストシャンクに指を置き補強．歯石が強固なときに有効である．
B：左手示指による補強（シャンクを押さえて補強）

4 ストローク

1. ストロークの動作

ストロークは，プローブや3Aエキスプローラー（探針）を用いて歯石を探知（探知ストローク）する際と，キュレットを用いてSRP（スケーリング・ルートプレーニングストローク）を行う際に重要です．

- **ストローク方向**…主に「引く」動作で，動かす方向によって垂直，斜め，水平方向の3つに分類され（**図1**），垂直と斜め方向のストロークを最も多く用います．
- **ストローク長さ**…3Aエキスプローラーを用いて歯石を探るストロークは，ポケット底から辺縁歯肉まで行う．

SRPは一連の操作で行われますが，キュレットのストローク操作をスケーリング時とルートプレーニング時で区別すると以下のようになります．

- **スケーリング時**…十分な側方圧を加え，短く力強く引く方向のストロークとする（**図2**）．
- **ルートプレーニング時**…少し弱めの側方圧を加えながらスケーリング時よりも長いストロークでキュレットの引き上げ操作を行い，歯根面が滑沢になるにつれて徐々に側方圧を減らしていく．

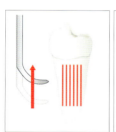
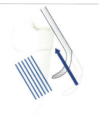
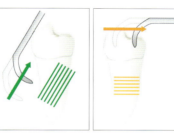

A：垂直方向．キュレットを歯根面に対して垂直に動かす．　B，C：斜め方向．キュレットを斜め方向に動かす．　D：水平方向．キュレットを歯軸方向に対して平行に動かす．

図1 キュレットのストローク

1つの歯根面に対して各方向のキュレットの動かし方の組み合わせによって歯石の取り残しを避け，歯根面をまんべんなく滑沢にすることができる．

このストロークはキュレットだけでなく3Aエキスプローラーでも用いられる．

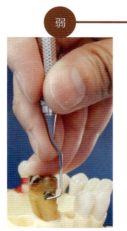
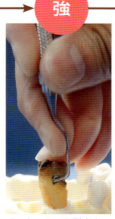
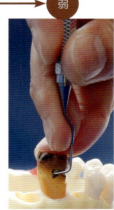

弱 → 強 → 弱

A：歯石の下にカッティングエッジを適合．　B：キュレット引き上げ時に側方圧を加える．　C：歯石を除去できたら力を抜く．

図2 歯石除去時の側方圧のコントロール（歯石を外すときのみ側方圧を加える）

Bは手指への力が入っていることがわかる（手指への力の入り具合がわかるようにグローブを外して撮影）．

Ⅱ-1 SRPの基本テクニック─常に振り返りたい5大ポイント

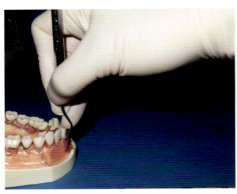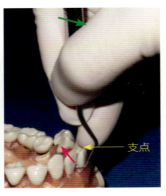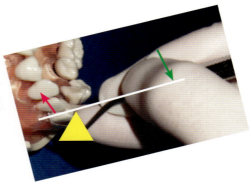

図3 手首前腕運動-1.テコの原理
黄色で示したフィンガーレストは、テコの原理でいうところの支点に相当する。キュレットをテコと見立てると、このような関係が成り立つ。

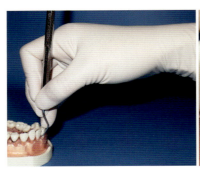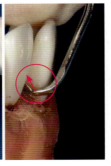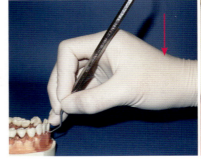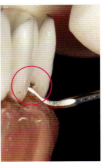

図4 上下手首前腕運動-2.テコの原理の応用
テコの原理の応用で手首と前腕を下げることによって、少ない疲労で歯石を除去できる。多量で強固な歯石除去に効果的であり、術者の手指の筋肉疲労を少なくしてくれる。

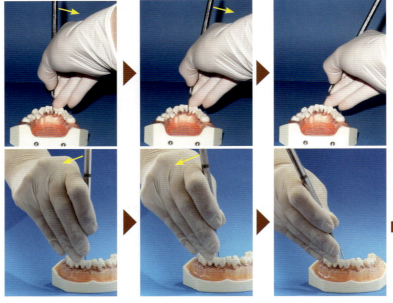

図5 側方手首前腕運動（上；術者目線，下；正面から見たところ）
手首を外側に動かしている。キュレットが矢印方向へ動く。

　ストロークの動作は、フィンガーレストを中心に、上下手首前腕運動および側方手首前腕運動の組み合わせ、あるいは指の屈伸運動によって行われます（**図3〜6**）。

　エキスプローラーはう蝕や歯石の探知，根分岐部病変の診査および不適合修復物の診査に使用します（**図7, 8**）．当院ではヒューフレディー社製＃3Aエキスプローラーを使用しています．エキスプローラーは先端を常に細く研磨することによって感触を最大限に高め使用することができます．使用時には軽く把持し，できれば探知する歯の隣在歯上にフィンガーレストを置くことが望ましい．

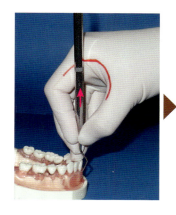
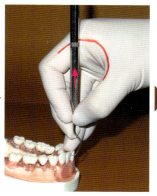
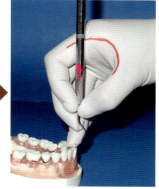

図6　手指の屈伸運動
拇指，示指，中指で引く動作を行い，手首は動かさない．
正確なストロークを要求する歯根隅角部や根分岐部に適している．
しかし屈伸運動のみだけで歯石を除去し続けようとすると疲労が著しく，超時間の作業は困難となる．

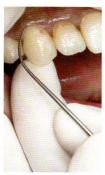
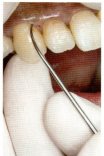
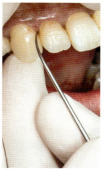

図7　3┘の探知
3Aエキスプローラーは軽く把持し，施術歯もしくは近い歯にフィンガーレストを置く．先端1〜2mmを使い，おおよそ2〜3mmの深さで細かく流れるように動かしていく．

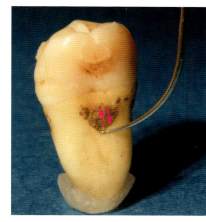

図8　歯石の触感
歯石の表面を探るとザラザラとした触感を得ることができる．3Aエキスプローラーを強く把持していると触感が損なわれるので注意する．
抜去歯で練習を行うと触感を確認できる．

2. SRP 終了の目安とは

Memo
＊セメント質の厚み
・歯頸部で20〜60μm
・根尖部で150〜200μm．

細菌の産生するエンドトキシン（内毒素）は，露出根面の表層から約30μm前後セメント質内＊に浸透しているといわれています．この変性セメント質を除去するには，通常の側方圧（500〜700g）をかけた場合，1〜2回のストロークでよいことになります．

できれば30μmだけ，歯根面から変性セメント質をSRPにより除去し，健全セメント質をできるだけ残すことによって歯周組織の再生は早くなります．しかし，実際にはこの30μmのみを選択的に変性セメント質を除去することは困難なので，できるだけよく切れるキュレットを用い，そのうえでオーバーインスツルメンテーション（削りすぎ）に気をつけます．

キュレットの動きをなるべく小さくし，刃先を歯根面から離さないように小刻みに移動させます（図9〜11）．このように動かすことで，歯肉と歯根面を傷付けるリスクが小さくなります．

また，3Aエキスプローラーで探り，歯根面の滑沢な状態を触知できたら終了とします．

Point！
「歯石は残さないように」
「健全セメント質が残るように」
「刃部で歯肉を傷つけないように」行うことが重要です．
歯石を残さないようにするためには，歯根面をオーバーラップするようにキュレット操作を行う必要性があります（図11）．

II
1 SRPの基本テクニック―常に振り返りたい5大ポイント

ハンドルの移動

カッティングエッジと歯根面の適合

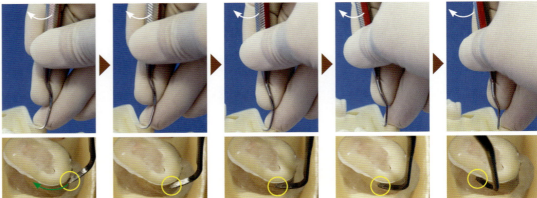

図9 キュレットの回し込み動作
　上は第一大臼歯SRP時のハンドルの移動，下は第一大臼歯横断面におけるカッティングエッジと歯根面の適合状態を示す．下では刃部1/3を歯根面に適合させ回し込みを行っている．常に刃部の先端1/3が歯根面に適合した状態でキュレットが動いていることがわかる．また上では，回し込みを行うとキュレットに貼った赤線が移動していくことがわかる．

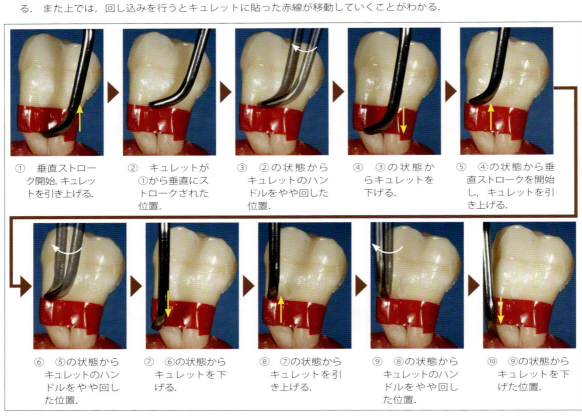

① 垂直ストローク開始．キュレットを引き上げる．
② キュレットが①から垂直にストロークされた位置．
③ ②の状態からキュレットのハンドルをやや回した位置．
④ ③の状態からキュレットを下げる．
⑤ ④の状態から垂直ストロークを開始し，キュレットを引き上げる．
⑥ ⑤の状態からキュレットのハンドルをやや回した位置．
⑦ ⑥の状態からキュレットを下げる．
⑧ ⑦の状態からキュレットを引き上げる．
⑨ ⑧の状態からキュレットのハンドルをやや回した位置．
⑩ ⑨の状態からキュレットを下げた位置．

図10 隅角部に向かう回し込み動作の拡大図

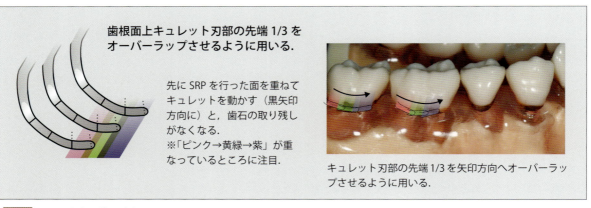

歯根面上キュレット刃部の先端1/3をオーバーラップさせるように用いる．

先にSRPを行った面を重ねてキュレットを動かす（黒矢印方向に）と，歯石の取り残しがなくなる．
※「ピンク→黄緑→紫」が重なっているところに注目．

キュレット刃部の先端1/3を矢印方向へオーバーラップさせるように用いる．

図11 SRPを行う際の歯根面でのストロークのイメージ

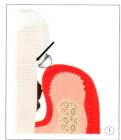
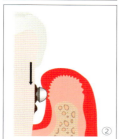
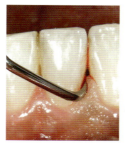

①, ②：歯肉縁下への挿入はキュレットのフェイスと歯根面の角度を0°にし，刃部を歯肉縁下に静かに挿入する．

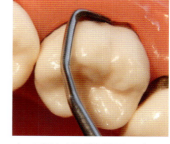

A：刃部の上面が歯根面に平行になるように挿入する．0°で挿入．

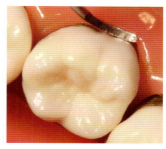

B：刃部の上面が歯根面に平行でない．線維性の硬さのある歯肉の場合，歯肉を損傷する恐れがある．

図13 ⑥ 歯周ポケットへの挿入角度

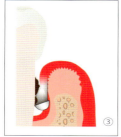
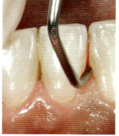

③：刃部がポケット底部に達したとき，カッティングエッジを起こし，ラストシャンクを歯根面に平行にすることによってカッティングエッジが最も効果的に歯石除去ができる角度で歯根面に接する．

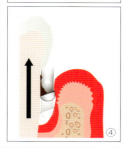
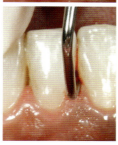

④：ラストシャンクと歯根面を平行に保持し，カッティングエッジを歯根面に軽く押し当て，小さなストロークでかき上げる．**ポケット内で往復運動は行わない．**

図12 ① 歯周ポケット内へのキュレットの挿入（使用キュレット：Gr. No. 5）

3. 歯肉縁下へのキュレットの挿入法

基本は closed in open pull です．

①歯肉縁下への挿入はキュレットのフェイスと歯根面の角度を0°にし，刃部を歯肉縁下に静かに挿入する（closed in．**図12, 13**）．

②刃部が歯周ポケット底部に達したらカッティングエッジを起こし（フェイスが歯根面に対し70°の角度をとる．open pull），ラストシャンクを歯根面に平行にする．このときカッティングエッジが最も効果的に歯石除去ができる角度で歯根面に接する（**図14**）．

③ラストシャンクと歯根面を平行に保持し，カッティングエッジを歯根面に軽く押し当て，小さなストロークでかき上げる．

 Point !
ラストシャンクは非明視下での作業を行うにあたり視覚指標となります．
常にラストシャンクが歯根面に平行に保たれていることを確認しましょう！

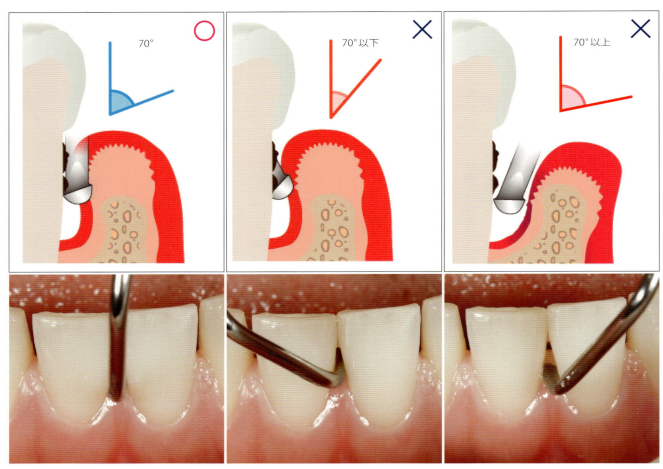

A：70°．効果的に歯石を除去できる．

B：70°以下．作業角度が浅いため，歯石の除去ができない．

C：70°以上．作業角度が開いているため歯石の除去ができず，歯肉を押し広げるため歯肉に損傷を与える．また歯根面に傷をつけることにもなる．

図14 歯周ポケット内での歯根面とカッティングエッジの関係

✓ Point & Reason!

- 歯周ポケット内で往復運動は行わず，かき上げるように一方向ずつ行う．
    → 汚染物質をポケット底に押し込まないようにするため．
- 歯周ポケット内では歯根形態を考慮して，垂直方向，斜め方向，水平方向などさまざまなストロークを組み合わせることによって歯根面を滑沢にする．
    → 汚染物質の取り残しを避けるため．
- フェイスを開いた状態にしない．
    → 歯肉を損傷することがあるため．
- 小さなストロークで行う．
    → 不用意に歯肉を傷つけないようにするため．
- ストローク終了後は必ず3Aエキスプローラーを用いて歯根面が平滑になっているか確認する．
    → オーバーインスツルメンテーションを防ぐため．

5 ポジショニング

　正確なキュレット操作を行うには施術部がよく見え，しかも無理のない姿勢でキュレット操作をできる位置決め（ポジショニング）が大切です．ポジショニングが決まらないと，フィンガーレストの位置を正しくとれずキュレット操作もうまくいきません．
　術者が操作しやすいということは，ひいては患者さんの術中のストレス軽減につながるため，正しいポジショニングでキュレット操作を行うことが重要です．

1．ホームポジション（図1）

患者頭位…上顎咬合平面が床面と垂直とする．
術者姿勢…①頭部・首・背骨を一直線に（前に倒しすぎないように）．
　　　　　②適切な座り方：深く座り両足と踵を床に着ける．
　　　　　③背中：背中を丸めないようにする．
　　　　　④肩：両肩が水平になるようにする．
　　　　　⑤腕：上腕は体側にリラックスさせ，肘が身体から大きく離れないようにする
　　　　　　（高く上がりすぎないように）．
　　　　　⑥肘：角度は90°が理想．

2．処置時のポジション

患者頭位の傾き…①上顎処置時：下顎唇面が床面と平行となる（図2-A）．
　　　　　　　　②下顎処置時：患者の顎を引いてもらい，上顎唇面が床面と平行となる（図2-B）．
　　　　　　　　③施術部位により患者の顔の向き（術者側反対側）を変える（図3, 4）．
術者位置…①フロントポジション（患者に対して7～8時の位置．図5）
　　　　　②サイドポジション（患者に対して9～10時の位置．図6）
　　　　　③バックポジション（患者に対して11～1時の位置．図7）

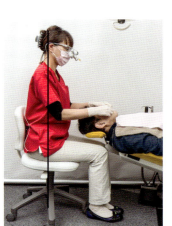

図1　ホームポジション
両足はしっかり床についた状態．肘は90°ぐらいに曲げる．頭は前傾しすぎず，肩，肘を結ぶラインは直線に近くなる．

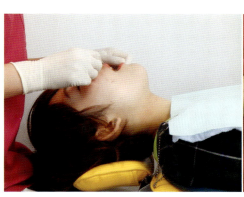
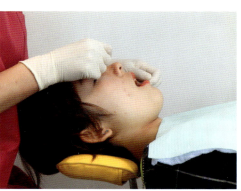

A：上顎処置時．患者の頭が上がり，下顎唇面と床面ができるだけ平行になる位置．
B：下顎処置時．患者は頭を引き上顎唇面と床面ができるだけ平行になる位置．

図2　患者頭部の位置（側方から見たところ）
ヘッドレストを調整して各位置にする．

II-1 SRPの基本テクニック―常に振り返りたい5大ポイント

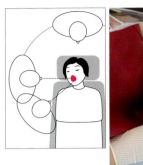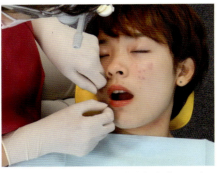

図3 患者頭部の位置(術者目線)-1. 患者に術者側を向いてもらった位置

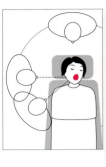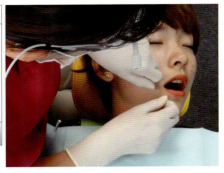

図4 患者頭部の位置(術者目線)-2. 患者に術者側とは反対に向いてもらった位置

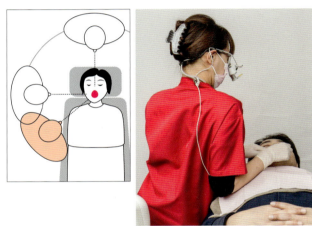

図5 フロントポジション(患者に対して7時から8時の位置)

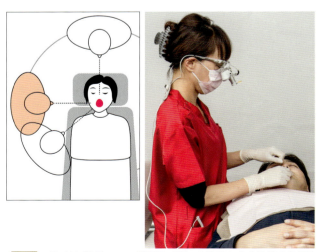

図6 サイドポジション(患者に対して9時から10時の位置)

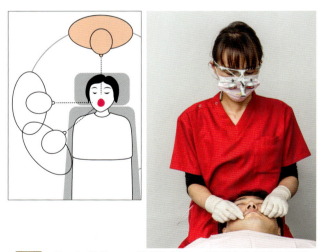

図7 バックポジション(患者に対して11時から1時の位置)

常に振り返りたい5大ポイントのまとめ

1．施術前のポジショニング確認
術者；
　①施術部位に応じた術者のポジションがとれているかどうか？
　②ホームポジションが保たれているか？
患者；
　①診察台の高さの調整ができているか？
　②患者の頭部の位置（ヘッドレスト，顔の向きなど）の調整ができているか？
　　↓

2．術野の確認

3．施術歯根面に適したブレードのキュレットを選択する（キュレットは切れる状態であるか）．

4．キュレットを執筆状変法で持ち，フィンガーレストを置く．

5．歯周ポケット内に0°で挿入し，歯石の下に達したらカッティングエッジを起こす．歯根面に刃部の先端1/3が適合しラストシャンクと歯根面が平行になるように注意し，側方圧を加えキュレットを引き上げる．
　＊歯根面をオーバーラップするようにしてキュレットを動かすと取り残しがなくなる．
　＊汚染物質をポケット底に押し込まないようにするため，一方向にかき上げるように行う．

6．目標の歯石が除去できているかを3Aエキスプローラーを用いて探る．
　＊歯石に触れるか，歯根面が粗糙になっているのかを確認．

7．歯石が除去できていたら少し弱めの側方圧を加えながら比較的長いストロークでキュレットの引き上げ操作を行う→ルートプレーニング操作

8．3Aエキスプローラーを用いて歯根面が滑沢になっているかを確認する．
　＊滑沢であれば終了とする．

Ⅱ編　SRP Basics：復習！的確なSRP実践のための基本ノウハウ

Part 2
SRP実践のための基本知識

1 SRP の目的

1. 歯肉の炎症は，すべての歯科治療の妨げとなる

私たちはなぜ患者の口腔内から炎症を取り除かなければいけないのでしょう？

たとえば，修復治療を行うとき，歯の周囲に炎症が存在すると歯肉が容易に出血するため，クラウンマージンの設定ができなくなります．つまり歯冠修復物を作れなくなるのです．また，歯肉縁付近にコンポジットレジンを充塡する際にも，もちろん充塡操作を的確に行うことができません．すなわち，炎症が歯肉に存在すると，ほとんどの歯科治療の妨げになるのです．

歯肉に炎症があれば，まず歯肉縁上のプラークコントロールを行い，歯肉の見かけの炎症を消退させます．その次に歯肉縁下の処置（キュレットワーク＝スケーリング・ルートプレーニング：SRP）に移行することにより，炎症(歯周疾患)の原因の徹底的な除去を行います．歯周組織の炎症を取り除くことによって，歯の保存，ひいては歯槽骨の保存につながるということは，いうまでもありません．

歯周組織の炎症を取り除くためには，炎症のある歯周組織の状態と炎症がない歯周組織の状態を，比較して把握することが大切です．そのためには歯周組織の生理学的・解剖学的・病理学的・組織学的な正常像の把握が大切です．実際の臨床では患者の口腔内の歯周組織を観察し，正常像と比較して歯周組織の炎症の変化を確認しなければなりません．術者が行ったブラッシング指導（TBI）やSRPの後，患者の口腔内で炎症の変化を観察することによって，手技の成果を知ることにもつながります（図1〜4）．

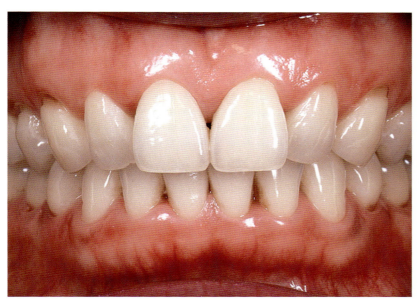

図1 正常な歯周組織
正常像を覚え，それと比較してみることで炎症の変化を確認することができる．歯肉の質（特に厚い歯肉の場合）によっては炎症が外観からわからないものもあり，歯肉の小さな変化を見逃さない目が必要である．

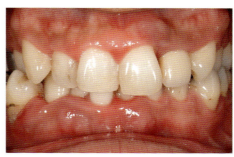

図2 炎症のある歯周組織
歯肉辺縁は発赤と腫脹が見られ，特に歯間乳頭部では顕著である．歯肉縁付近にはプラークの蓄積や歯石が認められる．わずかな刺激で出血し，部位によっては歯肉を指で押さえると歯周ポケットから排膿する．

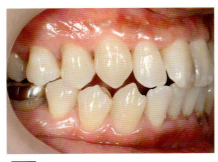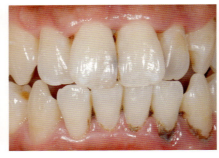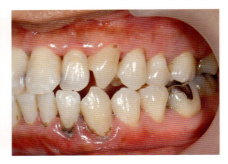

図3 術前口腔内
ブラッシング指導および SRP 前（浮腫性の歯肉）．歯肉縁上のプラークが多く，歯肉辺縁部には炎症が見られる．

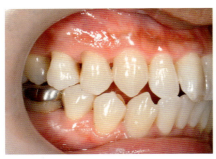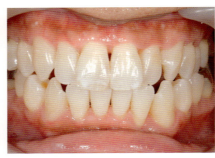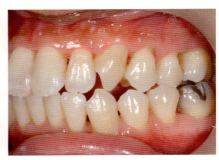

図4 図3の症例のブラッシング指導，SRP 終了後の口腔内
炎症が消退し，歯肉の状態が改善していることがわかる．

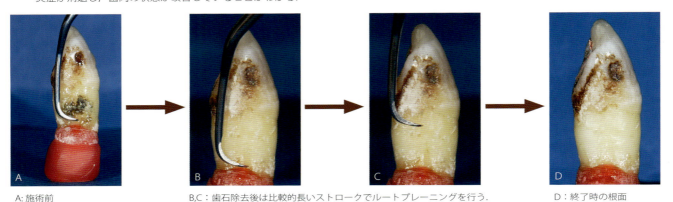

A: 施術前　　B, C：歯石除去後は比較的長いストロークでルートプレーニングを行う．　　D：終了時の根面

図5 ルートプレーニング完了時の望ましい歯根面

2．スケーリング・ルートプレーニング（SRP）の目的とは？

　歯周治療を行ううえでスケーリングとルートプレーニングを区別して行うことは困難ですが，あえて区別すると次のようになります．

- **スケーリング**……歯および歯根表面から細菌性プラーク，歯石，唾石などの歯面沈着物を除去すること．
- **ルートプレーニング**……歯石除去後あるいは歯石除去時に，歯根面から壊死（変性）セメント質などの汚染組織を除去し，歯根面を堅硬で滑沢にすること（図5）．

　本書では，"スケーリング"と"ルートプレーニング"を区別せず，SRP（scaling and root plaining）と表記して解説しています．SRP の目的は以下のとおりです．

①歯肉縁下に存在する口腔内，病変性細菌叢の状態を改善する．
②歯周組織の炎症性病変の原因となる歯面沈着物をすべて除去することによって，歯周ポケットを改善し，歯周組織のさらなる喪失を止める．

では、具体的に何を目指して歯周治療を行うのでしょう？　それは、

① 深い歯周ポケットを、患者自身がメインテナンスしやすい深さ（3mm 未満）にすること*
② 患者自身による良好な口腔衛生のメインテナンスが定着するように、フロス、歯間ブラシや歯ブラシの使用法を指導すること

であり、このシンプルな 2 つの目的を達成するには、SRP や口腔衛生指導のスキルはもちろん、患者さんとのかかわり方など、さまざまな要素が歯科衛生士（もちろん歯科医師も含む）には求められるといえます．

> **Memo**
> *正常歯肉溝の数値基準
> ・唇舌側・口蓋側で 1〜2mm
> ・隣接部で 3mm 未満

3．炎症のコントロールと咬合のコントロールで正常な歯周組織へ

では、SRP さえ行えば歯周治療は成功するでしょうか？——これだけでは不十分といえます．

歯周治療で大切なことは「**炎症の抑制**」と「**咬合の制御**」です．どちらか一方しか行われなかったとすると歯周治療は成功しません．

常にこの 2 つが達成されているかを確認しながら治療を進めていく必要があります．この 2 点について具体的に見ていきましょう．

1）炎症の抑制

主に歯科衛生士が行う炎症抑制を行うための処置は

- **oral physiotherapy**（オーラルフィジオセラピー．患者自身による口腔内のメインテナンスが定着するように医院側が口腔内ケアについて指導すること．**127 頁参照**）：ブラッシング指導．
- **SRP**：歯根面の周りから炎症の原因となるプラーク、および歯石や壊死セメント質を除去し、堅硬で滑沢な歯根面にする．

の 2 点に集約されます．

他に、う蝕治療、不適合修復物の除去、根管治療などが歯科医師によって行われますが、う蝕がどこにあるのか、またう蝕は患者の生活習慣なども密接に関係しているため、患者のライフスタイルなども把握しておく必要性があります．

不適合な修復物は患者のメインテナンスを困難にするので、修復物の種類と位置、どのような状態かを理解しておく必要もあります（**図6, 7**）．

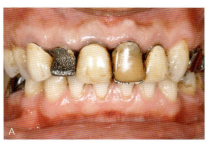
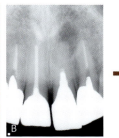
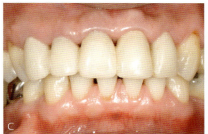
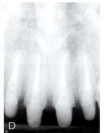

A,B：術前の口腔内および X 線写真　　　　　　　　　　C,D：上顎前歯部プロビジョナルレストレーション装着後の口腔内および術後 X 線写真

図6　炎症の抑制 -1．不適合修復物の除去
不適合な修復物の存在はメインテナンスを困難にさせるため、歯周疾患を悪化させる原因となる．歯周治療を行う際には、不適合修復物の除去を行い、メインテナンスしやすい環境に変える必要がある．もちろん歯周治療と並行して、歯科医師によるう蝕治療や根管治療が行われる．

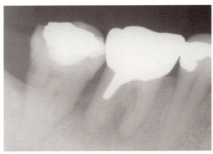 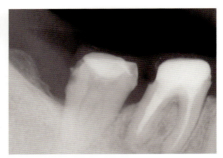

A：初診時 6] 遠心は6mm以上の歯周ポケットが見られ排膿していた．このように根管由来の原因（根尖病変）が考えられる歯肉の炎症の場合，まず根管治療が優先となり，その後SRPを行う．

B：同部位の1年後（根管治療終了後，SRPを行った）

図7　炎症の抑制-2.根管治療
根管由来の原因が考えられる場合は，まず根管治療を行い，その後SRPへ移行する．

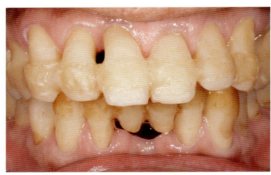

図8　動揺歯の固定
上下顎前歯部に動揺が見られるため固定している．下顎前歯はプロビジョナルレストレーションを隣在歯に固定している．

2）咬合の制御

咬合の制御としては
・動揺歯の固定（図8）
・咬合調整

が行われます．二次性咬合性外傷を防ぐことによってさらなる歯周組織の付着の喪失を防ぐことができます．

歯周初期治療を終了しても，咬合の制御が行われていない場合は一時的にポケットデプスが改善したとしても，再発の危険性が残ります．

動揺がある歯にSRPを行おうとしても意味がありません．動揺歯の固定や咬合調整を歯科医師に行ってもらってから初めて歯周治療を開始することができます．常に咬合に問題がないかを把握する目を養っておく必要性があります．

2 歯周治療に必要な器材

1．手用器具・手用スケーラー

当院で使用している主な手用器材を 図1〜3 に示します．

手用スケーラーはグレーシータイプキュレットを用います．グレーシータイプキュレットは，カッティングエッジが片側のみについている（片刃）ため，閉鎖状態の歯周ポケット内を不用意に傷つける危険性が少なく，汎用性が高いスケーラーです．

当院では主に，スタンダード複屈曲型の No. 11/12，No. 13/14 を用い，予備として No. 5/6，No. 7/8（単屈曲型）を用い，また歯周ポケットの状態や歯根の解剖学的形態に応じてアフターファイブキュレットおよびミニファイブキュレットを用いています（図2）．

アフターファイブキュレットはラストシャンクがスタンダードより3mm長くなっているため，深い歯周ポケットの到達性に優れています．

ミニファイブキュレットはブレードの長さがスタンダードの半分であるため，根分岐部や狭い歯周ポケット，スタンダードキュレットではブレードの全体が挿入できない場合でも，歯周組織にダメージを与えることなく挿入できます．

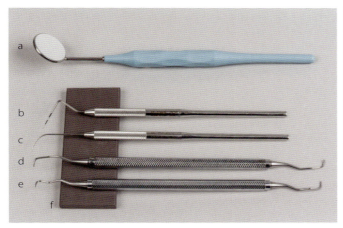
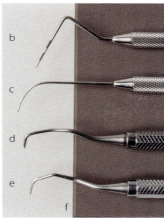

図1　当院で使用している手用器具（右はb〜eの先端の拡大）．
　a：ミラー；表面反射のもの（茂久田商会），b：プローブ；CP11（ヒューフレディー），c：エキスプローラー；#3A(ヒューフレディー），d：グレーシータイプキュレット：11/12，e：グレーシータイプキュレット13/14(ヒューフレディー），f：セラミックストーン（ヒューフレディー）

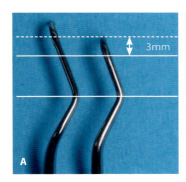
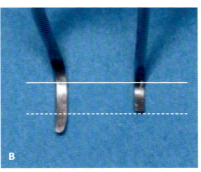

図2　グレーシータイプのキュレットスケーラー（ヒューフレディー）
A：グレーシーキュレットアフターファイブ（左）とグレーシーキュレットスタンダード（右）．アフターファイブはスタンダードよりラストシャンクが3mm長いため深い歯周ポケットに適する．
B：グレーシーキュレットスタンダード（左）とグレーシーキュレットミニファイブ．ミニファイブはブレードの長さが短く，スタンダードのブレード全体を歯周ポケットに挿入できない場合に使用できる．

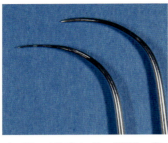 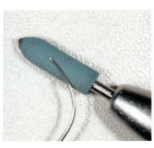 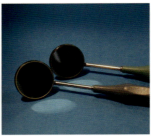 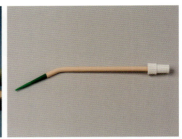

A：3A エキスプローラー（探針）．常に細く研ぎ上げておくことで触感を最大限に高めることができる．上：尖端を研ぎ上げる前の 3A エキスプローラー，下：尖端を研ぎ上げた 3A エキスプローラー．

B：3A エキスプローラーはシリコンポイントを使用して尖端を細く研ぎ上げる．

C：ミラー（茂久田商会）．上：4番（直径 22mm），下：5番（直径 24mm）．表面反射ミラーをできるだけ用いる．

D：外科用バキュームチップ（roeko Surgitip-micro．茂久田商会）．先端の直径が 1.2mm と細く，SRP 時の歯肉溝出血の吸引が容易で術野の明視が良好になる．

図3 その他の手用器具

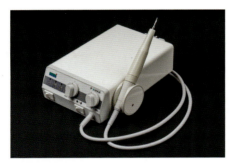

図4 超音波スケーラー（P-Max．白水貿易）

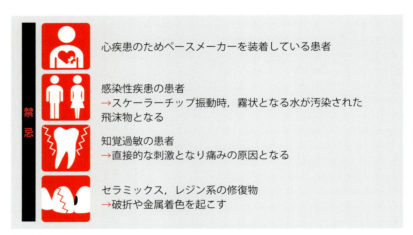

図5 振動型スケーラー使用にあたり注意が必要な場合

2．振動型器具（超音波スケーラー，エアスケーラー）

　超音波スケーラー（**図4**）およびエアスケーラーは，当院では主に歯肉縁上または歯肉縁下わずかの部位に用いています．歯周外科処置時（歯肉弁翻転後）のスケーリングにも使用します．

　振動型スケーラーでは，多量に，かつ強固に沈着している歯石や色素沈着物をより早く簡便に除去できますが，使用にあたっては **図5** のような注意が必要です．

3．その他

①歯面研磨用コントラアングル（**図6**）

　SRP 後，またはメインテナンス時の歯面清掃に歯面研磨用ペースト（**図7**）とともに用います．チップにはさまざまな形状があり，口腔内の状態によって使い分けます．

②歯面清掃器具（**図8**）

　歯面や隣接面に着色が多い場合などに使用します．短時間で歯面の着色を落とすことができます．歯肉辺縁方向に噴霧口を向けると患者は痛みを感じるので，使用角度に注意して用いることも大切です．

③双眼ルーペ（**図9**）

　視野を拡大することにより手技の正確性を高めることができます．ライトがついているため，チェアライトだけに頼らず，施術部位を明るく照らすことができ，術中の術者のストレスを軽減し

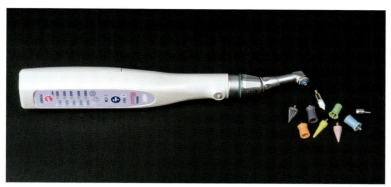

図6 コードレス PMTC コントラアングル（タスカルウィズ．ナカニシ）
チップはさまざまな種類を使用している〔アメニクリーン（オーラルケア社），ヤング社など〕．

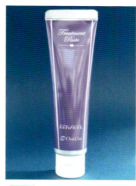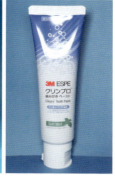

図7 歯面清掃研磨ペースト
左；トリートメントペースト（オーラルケア社），右；クリーニングペースト（3M ESPE 社）

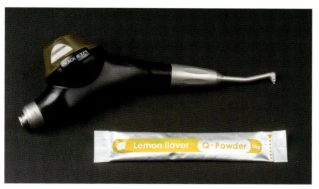

図8 ジェットポリッシャー（クイックジェット M. ヨシダ）
タービンホースにワンタッチで接続でき，操作性がよい．パウダーにはレモン味やオレンジ味などもある．

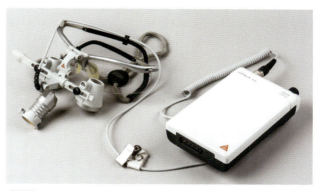

図9 ライト付き双眼ルーペ（ハイネ双眼ルーペ．茂久田商会）
筆者らは通常 2.5 倍を使用している．

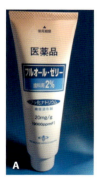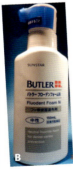

図10 フッ化物
A：酸性フッ素ゼリー歯面塗布剤（フルオールゼリー．ビーブランド）．口腔内にセラミックスの修復物が装着されていない場合に使用．
B：中性フッ素歯面塗布剤（バトラーフローデンフォーム N．サンスター社）．口腔内にセラミックスの修復物がある場合の塗布に用いる．

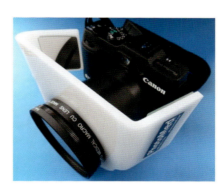

図11 口腔内記録用カメラ（ディフューザー；エージーパック社）
軽量かつ画像が鮮明なため歯科衛生士も使用しやすい．

てくれます．

　ただし歯周治療初心者は，施術歯視野以外の注意が不十分になるため，特に注意して使用する必要があります．

④フッ化物（図10）

　SRP 術後の知覚過敏防止や，う蝕予防目的のためにフッ化物塗布を行います．セラミックスの修復物が口腔内に装着されている場合は中性のフッ化物を用います．

⑤口腔内記録用カメラ（図11）

　術前・術後などの患者の口腔内変化を記録します．口腔内写真は，術者が行った手技の確認や技術の向上につながるだけでなく，患者に示すことによってモチベーションの手助けとなります．

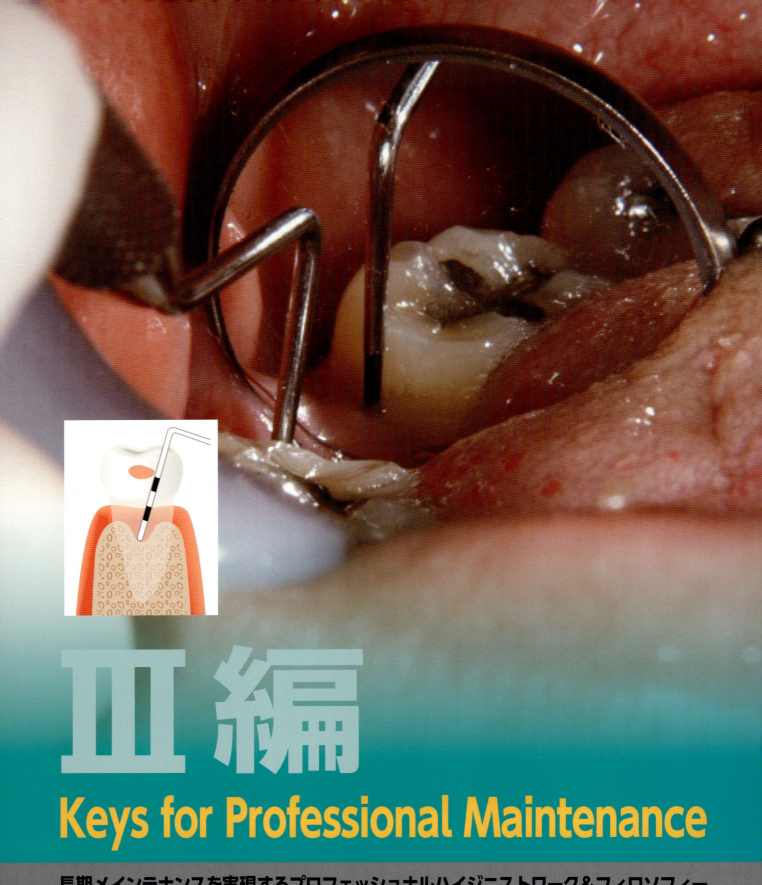

Ⅲ編
Keys for Professional Maintenance
長期メインテナンスを実現するプロフェッショナルハイジニストワーク&フィロソフィー

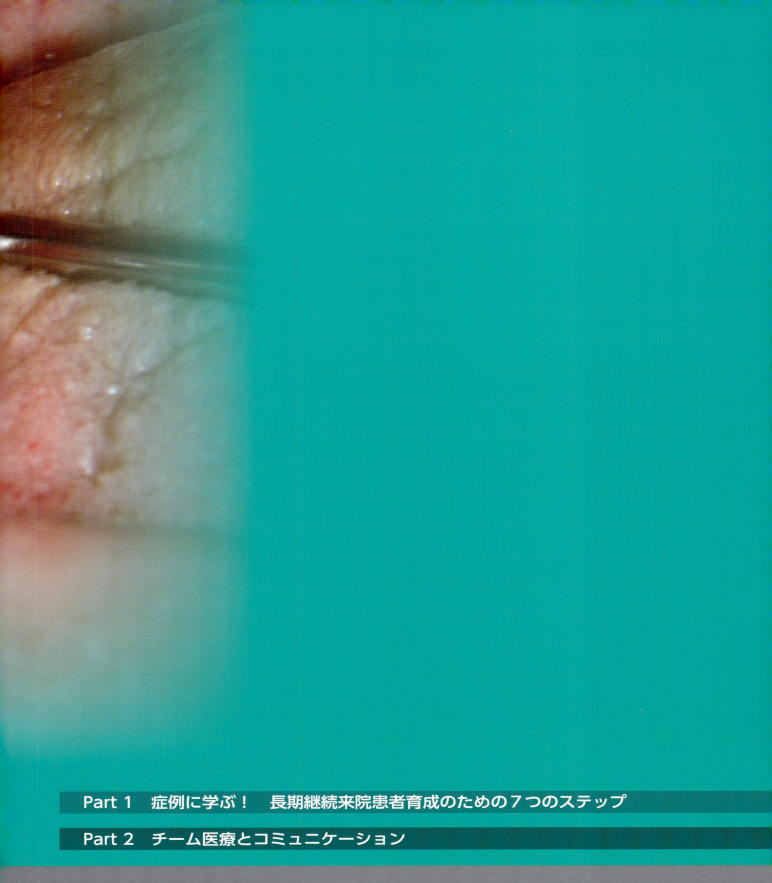

Part 1　症例に学ぶ！　長期継続来院患者育成のための7つのステップ

Part 2　チーム医療とコミュニケーション

Ⅲ編 Keys for Professional Maintenance：長期メインテナンスを実現するプロフェッショナル

Part 1
症例に学ぶ！
長期継続来院患者育成のための
７つのステップ

ハイジニストワーク＆フィロソフィー

Guidance for This Part　　　　　　　　　　　　　　　　　　　　　Ⅲ編 Part 1 の読み方

長期メインテナンスとは何か？
　長期間にわたってメインテナンスを続けているから"長期メインテナンス症例"ではありません．
「良好な口腔の状態を長期にわたって維持できている」症例が"長期メインテナンス症例"になります．
　長期メインテナンス患者さんを多くするためには，長期にわたり患者来院を促すことができるような患者さんへの意識付け（患者教育）と，よい口腔内を維持できるよう，術者である歯科医師および歯科衛生士の**診断力と技術力**が問われます．

■長期メインテナンスを実現する2つのポイント

1) 患者を育成し，デンタルIQの向上を図ること

　『デンタルIQ』とは患者さん自身が受ける歯科治療や全身の健康に対してどれだけ関心が高いかを指します．「口腔の健康は全身の健康の要」と思ってくれる患者さんはデンタルIQが高いといえます．

　たとえば「痛み」があって転医してきた初診の患者さんに，いくら歯科衛生士がメインテナンスの重要性を丁寧に話したとしても，おそらく怪訝な顔をされるでしょう．まず，主訴の「痛み」をとり，患者さんとの関係性が伸展してからメインテナンスの重要性を説明するという順番が適切です．受け手である患者さん側に聞く準備ができていないと，術者が大切なことを伝えようとしても伝わりません．

　患者さんのデンタルIQが向上すれば，医院側の提案を積極的に受け入れてくれ，モチベーションが成功し，メインテナンスに継続的に来院してくれるようになるなど，医院側にもさまざまなメリットをもたらします．

2) 患者とラポールを構築すること

　患者さんが医院に来院する理由はさまざまで，初診時に来院理由を一から十まで話す人はむしろ少ないでしょう．特に前医でトラブルがあって何回も転医してきた患者さんの多くは，真の来院理由を言わないことが多いと思います．

　医院側は患者さんが来院回数を重ねて行くうえでようやく本心を聞き取ることができ，患者さんとのラポール（ラポール：お互いの信頼関係，共感関係）が徐々に構築されていきます．とりわけ歯科衛生士は患者さんと近い存在にあるため，日々患者さんと対峙していくうえで，患者さんとの信頼関係を早く高めていく必要があります．

　医院側と患者さんが相互に考え，感じあい，お互いが行動することによって双方が望ましい結果を得ることができることが真のラポール構築といえます．

■長期メインテナンスを実現するための7つのステップ

　以下，本パートでは，上述のポイントを踏まえ，長期メインテナンスを実現するための歯科衛生士の役割，考え方，テクニックなどを，

> ① 診査，診断
> ② 治療計画の立案
> ③ モチベーション（動機づけ）
> ④ ブラッシング指導
> ⑤ スケーリング・ルートプレーニング（具体的治療）
> ⑥ 歯周組織の再評価
> ⑦ メインテナンス

の7つのステップに分けて，症例を交えて述べていきます．

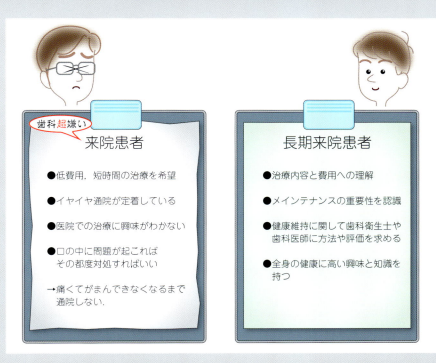

1 歯周組織の診査・診断——治療の成否を分ける治療前準備
（基礎資料の収集）

　長期来院患者の育成を目指して当院で行っている治療の流れと，その中での歯科衛生士業務を 図1 に示します．この中で歯周組織の診査は，基礎資料の収集により患者さんの状態を的確に把握する（問題点の抽出）ものであり，これに基づいて治療計画が立案され，続いて治療が行われていくため，治療全体の指針を決めるきわめて重要なファーストステップです．すなわち治療に入る前の歯周組織の診査が適切に行われ，その情報が歯科医師・歯科衛生士で共有されていないと，治療が成立しなくなってしまいます．

　歯周組織診査では，まずプラークスコアを採得し，歯周ポケットの診査，歯の動揺度の診査，根分岐部病変の診査，フレミタスの診査，付着歯肉の幅の診査などを行い，必要事項を歯周組織チャートにまとめていきます．

1．プラークスコアの採得

　プラークスコアは患者さんの口腔内の情報を知るための重要な基礎資料の一つです．

　プラークの『染め出し』を行うことによって，患者さんのブラッシング傾向を知る，つまり患者さんのみがけているところとみがけていないところがはっきりわかるため，プロフェッショナルケアで管理しなければならない部位を，術者が容易に把握することができます．

　患者さんにブラッシング指導を行う際にはもちろん，またメインテナンス中も，ブラッシング指導を行う際には必ず染め出しを行います（図2〜4）．染め出しを行い，患者さんに客観的に自分の口腔内の状態を知ってもらい，歯周病治療のモチベーションの向上につなげましょう．

❗ 染め出しを行う際の大切な注意点として，<u>患者さんの口唇には必ずワセリンなどを塗って，色素が口腔外（口唇）に残らないように配慮する必要があります</u>．

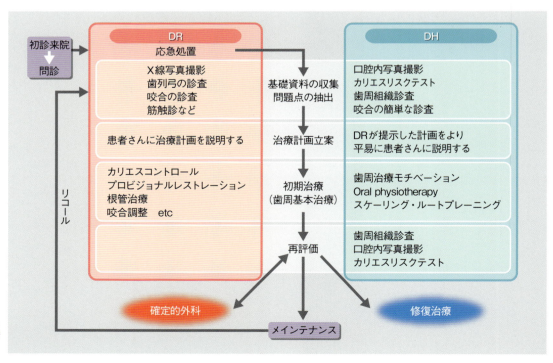

図1　当院における治療および歯科衛生士業務の流れ

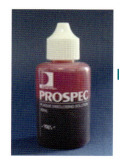

図2 プラーク染め出し液
種々の製品があるが，このタイプは綿球に浸して使用する．

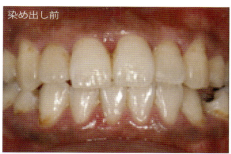
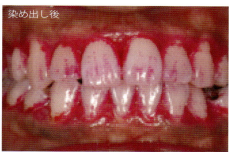

図3 プラークの染め出し
染め出し液を用いることで，患者と術者がプラークの付着状態を知ることができる．染め出し時には口唇にワセリンを塗布し，染め出し液の色素が口唇などに残らないように注意する．染め出し後，プラークスコアを記録する．

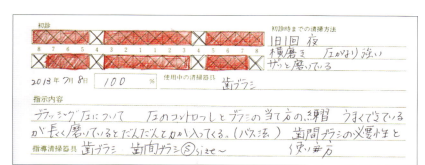

図4 プラークスコアの記録
プラークスコアを定期的に採り続けることで，患者のブラッシング傾向がわかる．また毎回同部位におけるプラークの残存は，ポケットの改善が見られなかったり，常に出血している状態であったりするため，歯周組織検査チャートと連動していることがわかる．

2. 歯周ポケットの検査（プロービング）

　歯周病によって失われた骨の形態は，視診だけでは判断できないため，歯槽骨の欠損形態を把握する意味でプロービングを行うことは大切です．また歯周ポケット底（ポケットボトム）をしっかり把握しないと的確なSRPを行うことができません．つまりプロービングをおろそかにしてしまうと，患者さんの病態を把握できないばかりか，患者さんの歯周疾患を治すことができなくなるのです．

　各歯のプロービング値を計測する際，必ず10枚法または14枚法のデンタルX線写真を見ながら（図5，6），歯肉頂から歯槽骨頂および骨欠損底部までの距離の目測を行い，頭の中で歯槽骨の立体像をイメージすることによって，深い歯周ポケットや歯槽骨欠損を見落とさないようにしなければいけません．

❗大事な注意点があります．歯肉に炎症があり，プローブが少しでも歯肉に触れるだけで出血して痛みを訴える患者さんには，まず，プラークコントロールを指導し，炎症がある程度消退し，プロービング操作による痛みがなくなってから，プロービングを行います．なぜなら炎症急性期のプロービング値は測定値として必要ではないからです．本来必要なプロービング値は，炎症消退後の再評価時の値なのです．プロービングは歯周治療の初期に行う検査ですが，最初の検査で患者さんに痛みを与えてしまうと，その後の歯周治療に対する協力度が低下してしまう恐れがあります．

　プロービングは，初診時，再評価時，メインテナンス時など炎症消退の判断材料として必要な検査です．また出血点の有無をとらえることは重要で，歯周ポケット内の炎症状況，急性期か慢性期かなどが即時にわかるからです．プロービングは次に行う治療の指針（歯周外科に移行するのか，またはメインテナンスに移行するのか，再SRPを行うのかなど）となります．すなわちプロービングをしっかりマスターすることによって，この後の治療計画の立案および歯周治療がスムーズに行えることになるのです．

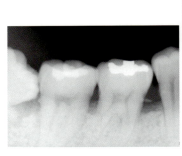
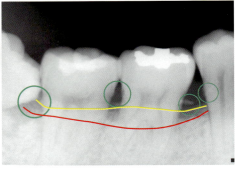

図5 デンタルX線写真の読影-1. 頬側・舌側骨縁・歯石の読影
　デンタルX線写真上で明瞭に見える骨縁はフィルムに近いところ．すなわち舌側・口蓋側の舌側骨縁（赤線），やや濃度が薄く見えるのが頬側骨縁（黄線）．○は歯石．

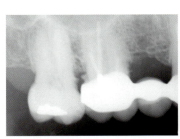
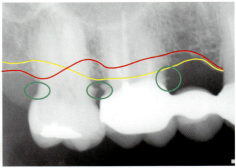

図6 デンタルX線写真の読影-2. 不適合修復物の読影
　修復物の遠心部位においてクラウンマージン-支台歯に大きなギャップが認められる．
黄線：頬側骨縁，赤線：口蓋側骨縁，○：歯石．

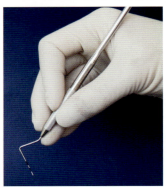

図7 プローブの把持
　CP-11のプローブを執筆状変法で把持している．

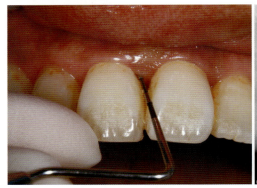

図8 プロービング時の固定(フィンガーレスト)
　プロービングを行うときはできるだけ計測歯に近い部位にフィンガーレストを置く．右図は左図と同部位のX線写真．

■ プロービングの手順と注意点

準備器材：

- CP11プローブ（目盛りは先端から3-3-2-3mm）…3mm以上の値が歯周ポケットかどうかの基準になるため，このプローブを使用する）
- デンタルX線10枚法もしくは14枚法
- 滅菌ガーゼ．

手順と留意点：

①執筆状変法でプローブを軽く把持し，必ずフィンガーレストを求め先端を安定させる（図7, 8）．

②プローブの先端を歯面から歯根面に沿わせ，ポケット底部まで静かに挿入させる．このとき適正圧（15～20g圧）を超えないように優しく的確なプロービングを心がける（gentry probe. 図9）．

③正確な計測を確実にするために，フィンガーレストはできるだけ診査部位から遠くならないように置き，プローブは歯根面と平行に保つように心がける．

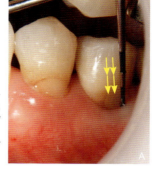
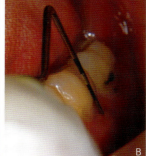

図9 プローブの挿入
歯面から歯根面に沿わせて挿入し，プローブをできるだけ歯根面と平行に保ち計測する（A）．プロービング圧は歯肉接合上皮を破らず痛みを与えないように15～20g圧とする．
Bでは歯根面に沿っていないためにプローブが正確に挿入できていない．

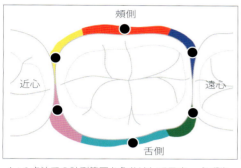
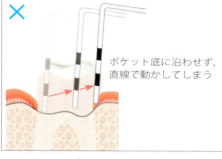
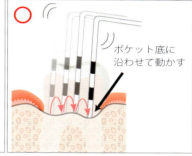

A：6点法での計測範囲を色分けして示す．必ず歯の全周360°を探り，各エリアの範囲で一番深い部分をチャートに書き込む（プロービング時は，必ず10枚法または14枚法のデンタルX線写真を見ながら行わなければならない）．

B：不適正例．ポケットに沿わせず直線で動かしている．

C：適正例．プローブをポケット内で静かに1～2mm上下運動させながら少しずつ移動させて計測する（ウォーキングプローブ）．必ず歯の全周を探る．

図10 プロービングにおける計測点および計測時の動き

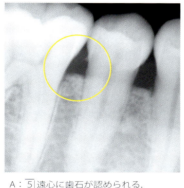
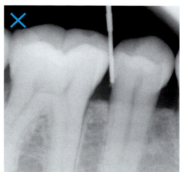
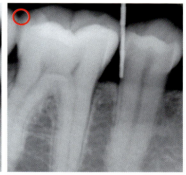

図11 歯石を避けたプロービング

A：5遠心に歯石が認められる．

B：プローブが歯石上で止まっているため正しく測定できていない．

C：歯石を避けて正しく測定．

④基本的には6点法で行うが，必ず歯の全周360°をプロービングする．プローブを軽く上下させながら歯の全周を探り，ポケット底部‐最深点を求める（walking probe．**図10**）．
特に歯石でプローブが止まってしまうことがあるためX線写真をよく確認し，最深点を求める（**図11**）．

⑤歯間部隣接面はコンタクトポイント直下を探るため，プローブに角度をつけ歯間部に挿入する（**図12**）．

⑥測定時にプローブに付着するプラークはその都度ガーゼで拭いて目盛りが見えるように注意し，出血，排膿がある場合はその都度記録する．また，付着したプラークをポケット内に押し込まないよう注意する．

⑦特に臼歯の最遠心部は測定しにくいため，ミラーを用い鏡視を行うと測定しやすい（**図13, 14**）．

III-1 症例に学ぶ！ 長期継続来院患者育成のための7つのステップ

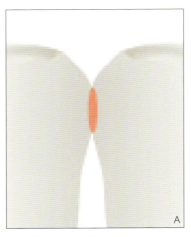

A：コンタクトエリア

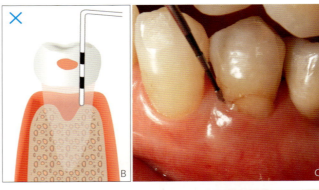

B,C：プローブの位置がコンタクトポイントにじゃまされ不正確な測定になる〔プローブが隣接歯間部に十分に進んでおらず，コンタクトポイント（接触点）直下ではなく，隅角部の測定となっている〕．

D,E：プローブをわずかに傾けることによってプローブの先端を歯周ポケット底部（骨欠損部）に到達させることができ，コンタクト直下の正確な計測が行える．

図12　コンタクトエリアにおける計測
コンタクトエリア直下の計測は，プローブに角度を付けて行う．

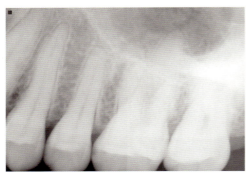

A：測定部位のX線写真

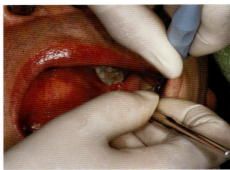

B：ミラーを用いた鏡視での測定

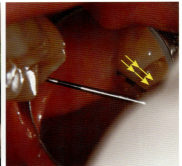

C：拡大写真．プローブをできるだけ歯根面と平行に保つ（PPD：5mm）

図13　最後方臼歯部遠心の測定 -1．7⌋最遠心部測定例
最遠心部の計測はミラーを用い鏡視で測定する．患者には口を閉じぎみにしてもらい頬粘膜の張りを緩めてもらうと計測しやすい．フィンガーレストは対顎に置いている．

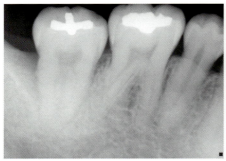

A：測定部位のX線写真

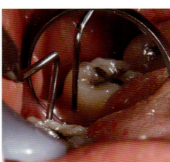

B：ミラーを用いた鏡視による大臼歯最遠心部の測定（PPD：8mm）

図14　最後方臼歯部遠心の測定 -2．7⌋最遠心部測定例
ミラーを用い鏡視で測定する．

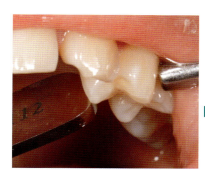

図15 動揺度の診査
右手と左手のそれぞれに柄の堅い器具を持ち，挟んで揺らせてみて歯の動揺度を診査する．写真はピンセットとプローブの作業側と反対の部分で診査を行っている．

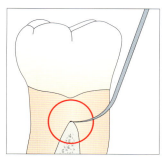

A：Class Ⅰ．3A エキスプローラーがわずかに分岐部に引っかかる程度（sticky）．

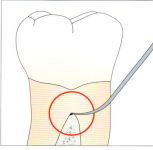

B：Class Ⅱ．3A エキスプローラーが分岐部に進入する．

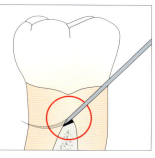

C：Class Ⅲ．3A エキスプローラーが頰舌・近遠心的に交通する．

図16 根分岐部病変の診査

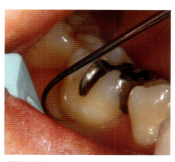

図17 6| 頰側根分岐部病変の診査例

3．歯の動揺度の診査（図15）

歯の動揺度は，左右の手にミラーやピンセットなど柄の硬い器具を持ち，必ず柄の後方部で歯を頰舌的に挟んで動かして調べています．

歯の動揺性に応じてその後の治療方針を計画しますが，歯の動揺度は定量化が難しく，対象となる口腔内で，定点（動揺性のない歯を0とする）を決め，その歯に対して動揺性のある歯をその程度に応じて，以下のように分類しています．

・Class Ⅰ（±）：定点となる歯に対し，わずかに動揺するもの
・Class Ⅱ（±）：近遠心的，頰舌的に動揺のあるもの
・Class Ⅲ：近遠心的，頰舌的，さらに上下に動揺するもの．

4．根分岐部病変の診査（図16〜19）

上顎大臼歯部は三根性が多いため，近心・遠心から根分岐部を探ることが必要となります．また上顎小臼歯も二根分岐が多いので診査が必要です．そのため根分岐部病変の診査は，歯根の位置をデンタルX線写真で確認し注意深く行います．

下顎は近遠心の二根分岐が多いため比較的確認しやすいですが，下顎第一大臼歯の舌側根分岐部は頰側より低い位置にあることが多いので，位置の確認に注意しましょう．

・Class Ⅰ（±）：3A エキスプローラー（探針）がわずかに分岐部に引っかかる程度（sticky）
・Class Ⅱ（±）：3A エキスプローラーが分岐部に進入する
・Class Ⅲ　　　：3A エキスプローラーが頰舌，近遠心的に交通．

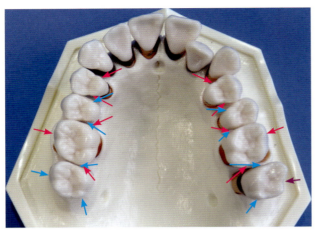

図18 上顎根分岐部の診査
　根分岐部の診査時の各歯における3Aエキスプローラーの挿入方向を示す．

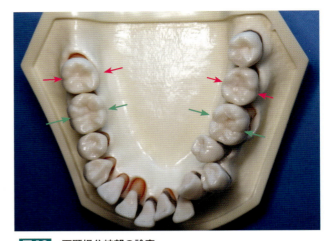

図19 下顎根分岐部の診査
　根分岐部の診査時の各歯における3Aエキスプローラーの挿入方向を示す．

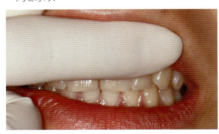

図20 フレミタスの診査
　咬合時負担過重の有無を診査する．上顎歯の唇側または頬側面に術者の指を置き，患者に軽くタッピングしてもらい，次にしっかりかんでもらう．負担加重歯があると，このときわずかに歯が揺れる（フレミタス）ため，指で咬合圧を触知できる．

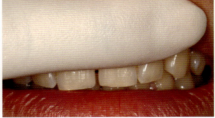

図21 付着歯肉の幅の診査
　歯肉の質と性状（厚く線維性であるか，菲薄であるか）とともに，付着歯肉の幅を診査する．プローブの側方を歯槽粘膜に沿わせる．

5．フレミタスの診査

　咬合時の負担過重の有無の診査です．上顎歯の唇側あるいは頬側面に術者の指をおき，軽くタッピングしてもらい次にしっかりかんでもらいます．そのときに術者の指に咬合圧が触れるかどうかをみます（図20）．負担過重となっている歯がある場合は指に圧が触れます．

　負担加重歯は歯周組織に悪影響を及ぼすため，簡便な触知法として必ずチェックしましょう．

　強く触知があった場合は，歯科医師に申し出て，咬合のチェックや咬合調整をしてもらいましょう．

6．付着歯肉の幅の診査

　付着歯肉の幅と厚みは炎症に抵抗性があるかどうかを知るために重要です．プローブで粘膜をたぐりあげるか（付着歯肉に達するとヒダになる．図21），またはヨード製剤で可動粘膜を染め出すことで知ることができます（ただしヨード製剤にアレルギーがある患者には禁忌です）．

7．歯周組織診査チャートの作成

　歯周治療を行ううえで最も必要とされるデータは，プロービング値とプロービング時の出血や排膿の有無です．そこで，歯周組織診査チャートを記入する際，図22の事項を併記します．このことによって患者さんの問題点が明瞭になり，治療計画の概要を考えることができます．

　チャート作成のポイントは，

- 口腔内から読み取れる情報
- 歯周組織検査から読み取れる情報
- X線写真（デンタル，パノラマX線写真）から読み取れる情報のすべてを記入することです．

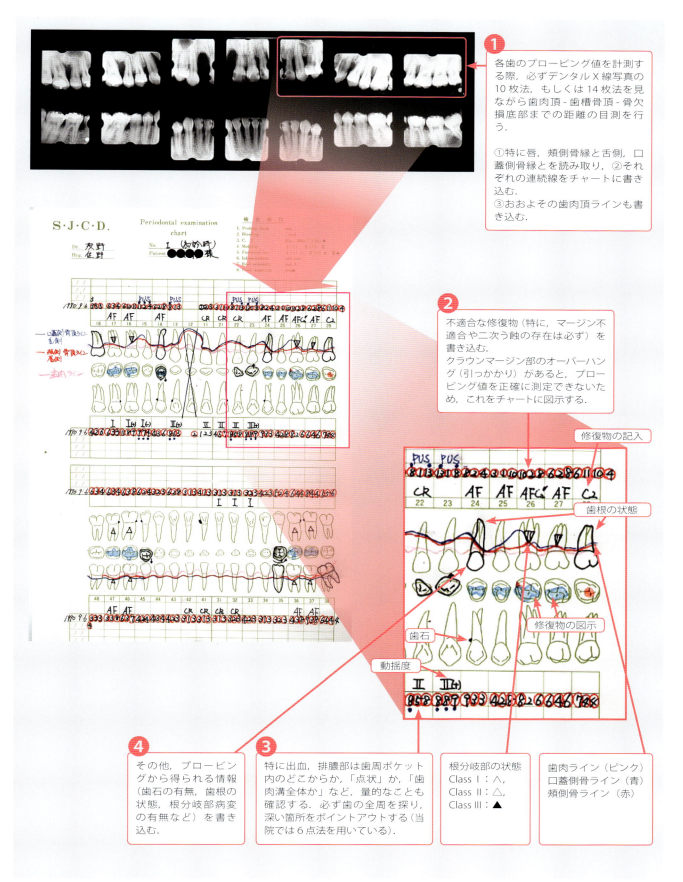

図22 歯周組織診査チャートの作成例

2 治療計画立案

　基礎資料の収集を行い，診査・診断が終了した後，今後どのような治療を行っていくのか，治療計画を立案します．

　患者さんが抱える口腔内の問題点や歯周病の罹患度や重篤度はさまざまです．たとえば，歯石付着も広範囲ではない場合は，SRPのための予約時間も比較的少ないでしょうが，そうでない場合は，SRP実施に要する時間も回数も変わってきます．またSRP後，患者さんに起こりうる知覚過敏なども発症したりしなかったり，歯肉の痛みを訴えたりそうでなかったりとさまざまです．

　術者の技量と歯周病の進行度合いを正しく評価し，与えられた時間内にどの程度治療を進め，終了できるかを判断しなければならないために治療計画の立案は重要です．

　また治療計画内で起こりそうな事柄をあらかじめ患者さんに伝えることによって患者さんの術者への信頼度を高めることにもつながります．

　歯科医院はチームで患者さんを診療しているので，歯科衛生士は歯科医師が予定している治療をよく理解し，ともに相談して治療計画を立案することが重要です．

Clinical Case

患者の基礎情報
53歳の女性．初診2014年11月．
他院にて定期的にメインテナンスを受けているが，全体的にしっかり治療したいという主訴で当院を受診．

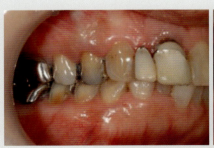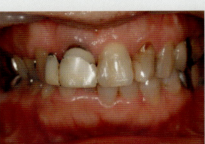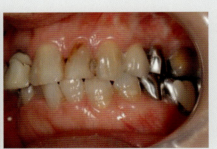
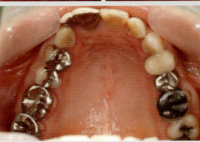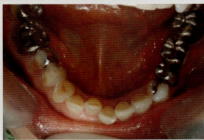

図1　初診時口腔内写真
　修復物の不適合，歯肉の炎症，咬合に起因するエナメル質の欠落が認められる．

1. 基礎資料収集による問題点の抽出

Chairside Flow

■ 諸検査の所見

- 口腔内写真から……修復物は不適合で，歯肉の炎症が見られる．咬合に起因するエナメル質の欠落も見られる（図1）．

- X線写真から……全顎的に歯槽硬線は不明瞭で，特に上顎両側臼歯部は歯間部に骨欠損が認められる．またう蝕部位や根尖病変も多歯に認められる（図2）．

- カリエスリスク検査から……唾液緩衝能は良好だが，ミュータンス菌スコアとラクトバチラス菌スコアは3で非常に多く，カリオグラム（カリエスリスク患者説明用ソフト．次項参照）判定からも，カリエスリスクは非常に高い（図3）．

- 歯周組織診査から……全体的に歯周ポケットが深く，出血点も多い．臼歯部では排膿も見られる（図4）．

■ 基礎資料および問診による問題点の整理

- 初診時のプロービングチャートから……全体的に歯周ポケットが深く，また出血点も多いことや臼歯部では排膿が見られる．そのため全顎的な歯周治療を行った後は歯周外科処置が必要となる可能性を患者に話しておかなければならない．

- カリエスリスク検査の結果から……カリエスリスクは高い．カリエスコントロールも必要となる

- 問診から……問診により生活習慣が不規則であり，仕事のストレスが多いことがわかった．
職業が看護師であり口腔内にも関心が高いが，忙しいため自分の口腔内のケアがおろそかになり，以前は治療が続かなかったことが多かったという情報も得た．

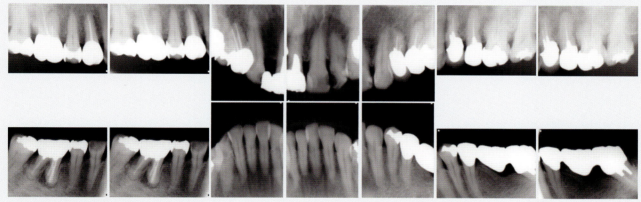

図2　初診時X線写真
　全顎的に歯槽硬線は不明瞭で，特に上顎両側臼歯部の歯間部に骨欠損が認められる．
　う蝕や根尖病変のある歯も多数認められる．

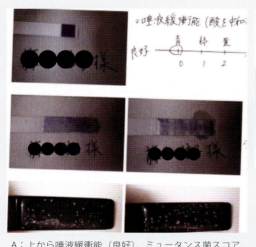

A：上から唾液緩衝能（良好），ミュータンス菌スコア（3. 非常に多い），ラクトバチラス菌スコア（3. 非常に多い）．

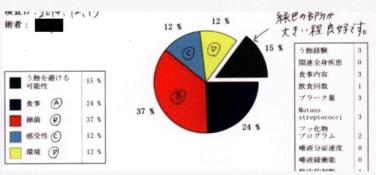

B：カリオグラムによる結果（カリエスリスクが非常に高い）

図3　カリエスリスク検査結果（患者に渡している資料）
　AとBの資料による総合評価により本患者においてはカリエスリスクが非常に高いといえる．

III

1 症例に学ぶ！ 長期継続来院患者育成のための7つのステップ

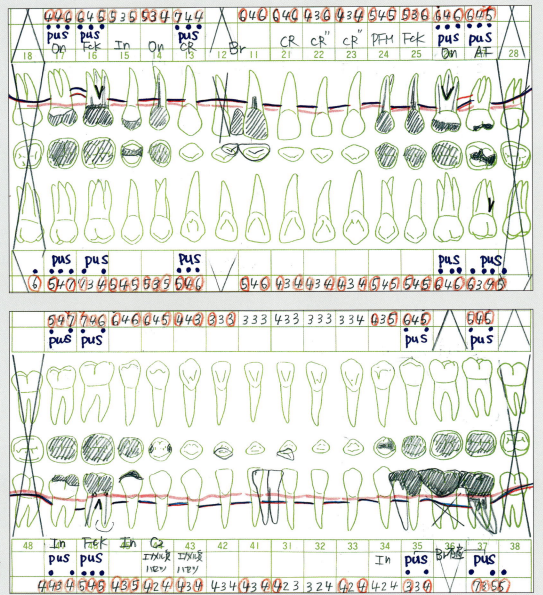

図4 歯周組織診査チャート（初診時）

Column 歯周治療を行う際のアポイントメントの回数は？？

アポイントメントの回数が多いことによって，患者さんと術者の間に多くの利益が生まれると筆者らは考えています．

患者さんに伝えたい情報はたくさんありますが，多くの情報を一度に伝えると患者さんは混乱してしまうこともあります．そのため，歯周治療を行っていく過程で新しい情報や同じ情報を繰り返し伝えることによって術者や医院側は患者さんの理解度を把握し，デンタルIQを高めていきます．またアポイントメントが多いと，前回SRPを行った部位の歯周組織の反応や残存歯石の有無を評価する機会を繰り返し持てることにもなります．

患者さんの歯周病の状態にもよりますが，当院では6〜8回のアポイントをSRP処置のために設けています．

2. 治療計画立案

Chairside Flow

■ 歯科医師による治療計画

　最初のプロービング時にすでに6mm以上の歯周ポケットが存在し，X線写真上で歯槽骨の欠損が認められる部位は，SRPだけでは歯根面のデブライドメントが困難なため，歯肉剝離搔爬術を行うことにするという治療計画が立案された．

①SRPを行い，歯肉の見かけ上の炎症を消退させる．同時にプラークコントロールを定着させる．
　↓
②再評価後，不適合修復物の除去，歯内療法，う蝕治療および歯肉剝離搔爬術を行う．
　↓
③歯肉剝離搔爬術後の再評価
　↓
④矯正治療
　↓
⑤矯正治療後の再評価
　↓
⑥プロビジョナルレストレーションの装着と再評価
　↓
⑦最終修復物の装着

■ 歯科衛生士の視点による治療計画

☆**自分の力量を考慮して計画を立てることが重要．**

①モチベーション
　患者さんに伝えたいことはたくさんあるが，少しずつ情報提供することでしっかり理解してもらい，治療に積極的に参加してもらえるようなモチベーションを心がける．
　↓
②オーラルフィジオセラピー（127頁参照）
　患者さんが忙しい環境にあることから，最低限のセルフケアをまず行ってもらうよう考慮．歯間部の炎症が著しいため，歯間ブラシ指導が重要となる．そこでセルフケアでは歯間ブラシの使用を徹底してもらう．
　↓
③グロススケーリング
　（歯肉縁上または縁下の歯石のおおまかな除去．これにより歯肉の見かけ上の炎症を取り除く）
　歯肉縁上の歯石はさほど多くはないが，状態によって1～2回に分けて行う．
　↓
④SRP
i. SRP後の歯周組織の反応を見るため，まずはプロービング値が他部位より比較的浅い下顎前歯部を行う．
ii. 排膿が見られる下顎臼歯部を2回に分けて行う．プロービング値が深いため，浸潤麻酔が必要．
iii. ブラッシングの定着状態を確認し，排膿が見られない上顎前歯部を行う．
iv. 上顎臼歯部を2回に分けて行う．
＊SRP実施は6回．そのつどワンポイントTBIを行いブラッシングの定着を図る．
＊下顎は治療の結果を患者も認識しやすく，「下顎がよい状態になった」という認識はモチベーションの継続につながるため，今回は下顎を優先して行うことにする．
　↓
⑤再評価

3. 治療計画の改善

Chairside Flow

■ 情報共有・ディスカッションに基づく治療計画の改善

　必要なことについては，歯科医師からの視点と歯科衛生士からの視点でディスカッションを行って治療計画をブラッシュアップし，さらに改善していく．

■ 治療計画の事前把握に基づく基本歯周治療の実践

　歯科衛生士は治療がどのように進むかを事前に把握し，患者が治療のゴールに進むための手助けを担っていく．

　本症例では上記治療計画に基づいて6回にわたりSRPとワンポイントTBIを行い，歯肉の炎症の消退が認められた（図5～7）．

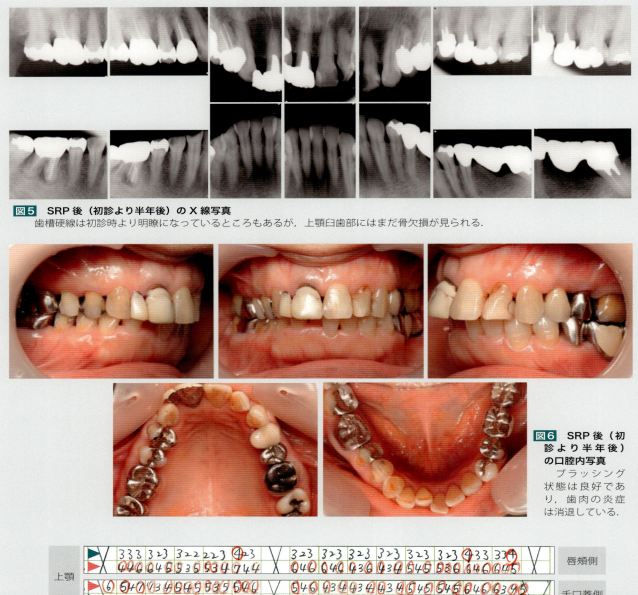

図5 SRP 後（初診より半年後）の X 線写真
歯槽硬線は初診時より明瞭になっているところもあるが，上顎臼歯部にはまだ骨欠損が見られる．

図6 SRP 後（初診より半年後）の口腔内写真
ブラッシング状態は良好であり，歯肉の炎症は消退している．

図7 初診時（▶）と再評価時（▶）の歯周組織診査チャートの比較

■ まとめ

　治療計画を立てるうえでまず大切なことは，術者の技量と歯周病の進行度合いを正しく評価することです．患者さんおよび術者ともに無理のない計画を立案しなければなりません．自分が立てた治療計画を歯科医師とディスカッションしてから患者さんの治療に入ります．

　治療の経過途中で，患者さんのモチベーションがうまくいかない，あるいは来院が途絶えるなど，予期しない出来事に遭遇することもあるでしょう．そのときにはもう一度治療計画をブラッシュアップすることも大切です．

3 モチベーション

すべての歯科治療の前に，患者さんに対するモチベーション（動機づけ）が必要といえます．

なぜなら治療後，良好な口腔内の健康を保つためには，患者さんにも治療に参加してもらうことが必要だからです．特に歯周治療は，患者さんの協力なくして成功はありえません．患者さんが歯周治療を受けるにあたっては，患者さん自身もしっかりセルフケアを行う責任があります．

術者の話はどうしても手技や歯周病の病態などの話題に集中しがちですが，患者さんの健康な将来像を具体的に話すこと（たとえば，歯の健康を保つことにより食事をおいしく食べることができ，その結果，全身の健康も維持できるなど）によって，患者さんに具体的にイメージしてもらえるようなモチベーションが大切です．モチベーションの成功により得られる効果として

①患者さんが治療に積極的になってくれる
②アポイントメントのキャンセルが少なくなる
③患者さんの協力により治療がスムーズになる
④治療後のメインテナンス（＝継続的来院）につながる

などが考えられます．

モチベーションを成功させるには，患者さんのライフスタイルを知り，患者さん固有のう蝕や歯周病のリスク（危険度）を把握する必要性があります．その一つの手段として，当院ではリスク検査を行うことによって患者情報を把握するよう心がけています（**図1～4**）．患者情報の把握はモチベーション成功の手助けとなります．

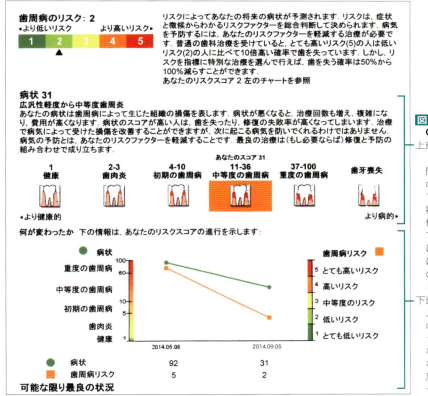

図1 歯周病リスク評価 OHIS（オーラルケア）
上部：プロービングチャートのデータ，X線資料，問診から，患者の歯周病のリスクと現在の病状が1から100までの段階で数字で表される．この評価表を用いることによって，術者も患者もたがいに歯周病の現状を客観的に把握できる．また患者のモチベーション資料として有効利用できる．
下部：再評価時のデータを入力することより，以前のデータ入力からどのように変化しているか，折れ線グラフによって示される．患者も術者も改善度合いを客観的に把握しやすい．

III

1 症例に学ぶ！ 長期継続来院患者育成のための7つのステップ

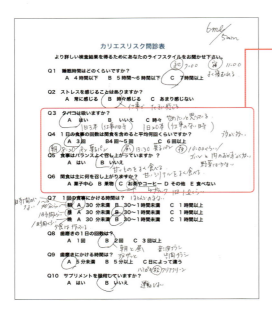
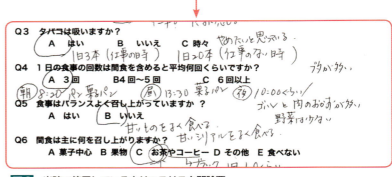

図2 当院で使用しているカリエスリスク問診票
患者に各設問に丸印を記入してもらった後，さらに問診時のそれらの詳細を術者が余白に記入している．図3のカリエスリスク検査結果とあわせて患者を把握することで，治療計画を立てやすく，またモチベーションに活かすことができる．

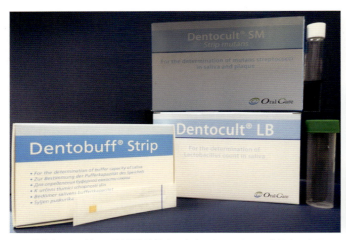
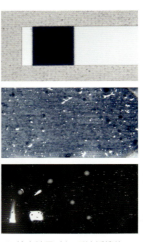
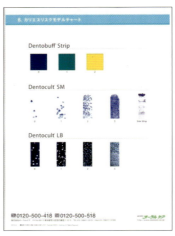

A：検査キット（左；唾液緩衝能検査，右上：ミュータンス菌検査，右下：ラクトバチラス菌検査．すべてオーラルケア）

B：検査結果（上；唾液緩衝能，中；ミュータンス菌，下：ラクトバチラス菌）

C：カリエスリスクモデルチャート．Bの結果をこのチャートと照合して判定する．

図3 カリエスリスク検査

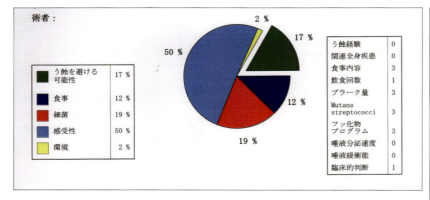

図4 カリオグラム（カリエスリスク患者説明用ソフト）によるカリエスリスク判定
問診票のデータと検査結果から得られるデータをカリオグラムによって判定している．本症例の場合，う蝕リスクが非常に高いことがわかる．またこのソフトを用いると「目標設定のための評価」が具体的に表示されるため，患者のモチベーション資料として使用しやすい．

4 ブラッシング指導（TBI, オーラルフィジオセラピー）

"オーラルフィジオセラピー（oral physiotherapy）"とは，直訳すると口腔物理療法で，言葉は難しいけれど実は簡単．すなわち患者さん自身によってセルフケアができるように医院側が患者さんに指導し，プラークコントロールを定着させることです．

患者さんそれぞれの口腔内にあわせたモチベーションと，ブラッシング指導を心がけるようにします．ブラッシング指導の要点は，最初から多くの指導（歯ブラシや歯間ブラシ，フロスなど）を行って患者さんに完璧なプラークコントロールを求めるようなことをしないことが大切です．患者さんの協力度や器用さによっても，術者側が求めるゴールは違ってくるからです．

染め出し後のプラークスコアの改善具合（○％が□％に変化する）ばかりに術者の意識が集中してしまうと，患者さんに押しつけがちなモチベーションやTBIになってしまうことがあります．その結果，患者さんの歯周治療に対する協力度やモチベーションの低下につながることも少なくありません．プラークスコアはその患者さんの口腔清掃状態を把握するための大切な資料です．しかし「プラークスコアが高い＝患者さんにもっとブラッシングをがんばらせなくてはいけない」という方程式は成り立たないことを理解してほしいのです．

「患者さんを知る」ことによって初めてモチベーションもTBIも成功します．経験を積み重ねると，ブラッシング指導後の歯肉の変化やSRP後の歯肉の変化を予測できるようになります．その結果，モチベーションやTBIをどのようにしていけばよいのか，知識の引き出しも増えていきます．

1. 患者と術者によるプラーク付着部位の相互認識に基づく指導

当院では"染め出し"を行うことによって，プラーク付着部位を患者さんに鏡で確認してもらいブラッシング指導を行っています（図1）．染め出しを行うことによって，術者も患者さんも口腔内の現状をお互いに認識できます．これにより術者側は的確な指導ができ，患者さんもセルフケアが不十分な部分を知ることができます．

では，具体的にプラークスコアはどのくらいを目指せばいいのでしょうか？ 理想は30％以下といえます．しかしながら，指導直後から理想的な数値になる患者さんは多くありません．数値ばかりにとらわれすぎていると，次の治療に進めないばかりか，ブラッシング指導を繰り返すことが患者さんのモチベーション低下の原因になってしまうこともあります．

術者側は，患者さんのライフスタイルやブラッシングの器用さなどを理解し，来院回数が増えるたびに，少しずつブラッシングが定着するように，指導していくことが大切です．

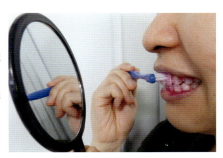

図1 染め出しによるブラッシング指導 (TBI)
　TBIは必ず染め出しを行い，術者と患者がプラーク付着部位を認識することが必要である．
　本患者ではブラッシング圧が強く，ストロークが大きいみがき方であるため，まずは適切なブラッシング圧とストロークの指導を行う．
　全体的に歯頸部が染まり，特に臼歯部の舌側で顕著なため，この部位を中心にブラシの当て方を指導した．行った指導の記録を残すことが必要である．

2．歯間部の清掃指導（図2〜5）

　患者さんへのブラッシング指導はとても大切です．しかしながらさらに重要ととらえてほしいことは，**歯間隣接面のセルフケアについて**です．歯周病の初発部位はほとんど歯間隣接面歯肉溝内です．そのため歯ブラシによるブラッシングも重要ですが，患者さんへの指導で最も重要なことは，歯間ブラシやフロスによる歯間隣接面のケアの方法を定着させることです．

　歯間ブラシは，患者さんにその必要性をしっかり伝えないと定着しないので，注意しましょう．

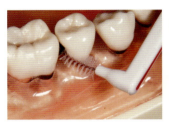 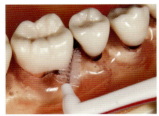 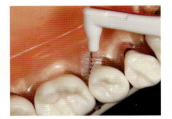 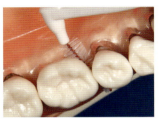

A,B：頬側面から歯間ブラシを使用．隣接面の近心面の隅角部と遠心面の隅角部にブラシが沿うように出し入れ動作を行い，プラークを除去する．

C,D：舌側面から歯間ブラシを使用．頬側と同じような動きで行う．患者によっては，ブラシを通すだけで，出し入れ動作をせずに終了してしまうことも多いため，正しい使用法を指導する必要がある．

図2　歯間ブラシ使用の指導

歯間部は歯周疾患の初発部位であることがほとんどのため，必ず歯間部の清掃法を重点的に患者に指導する．

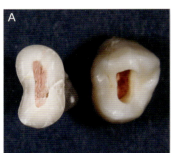 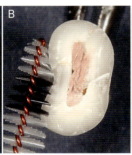 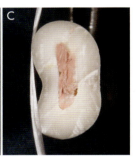 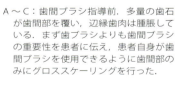

図3　歯間ブラシとフロスによる根面溝の清掃性の比較
　|4 を横断面で切断し（A），歯間ブラシ（B）とフロス（C）の歯根面への当たり方の違いをみた．歯間ブラシのほうが根面溝のくぼみに適合することがわかる．歯肉が退縮し歯根面が露出している患者には，歯間ブラシの指導は必須である．

図4　歯間ブラシ各種（茂久田商会）

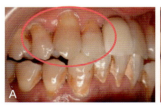 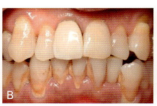 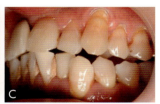

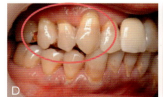 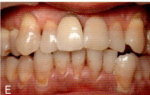 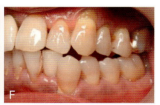

A〜C：歯間ブラシ指導前．多量の歯石が歯間部を覆い，辺縁歯肉は腫脹している．まず歯ブラシよりも歯間ブラシの重要性を患者に伝え，患者自身が歯間ブラシを使用できるように歯間部のみにグロススケーリングを行った．

D〜F：歯間ブラシ指導2週間後．指導前と比較すると，歯肉の炎症が消退していることがわかる（特に〇部分は歯肉変化がわかりやすい）．

図5　歯間部へのブラッシング指導の効果
　歯周病の初発が歯間部であるため，患者にはまず歯間ブラシの重要性と使用法を理解してもらった．本症例のように，まず歯間ブラシによるTBIを行ってから，歯ブラシによるTBIを行う場合もある．

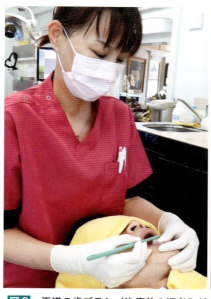
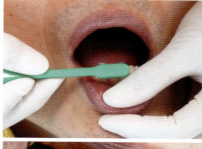
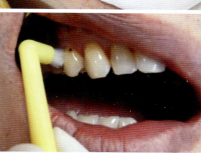
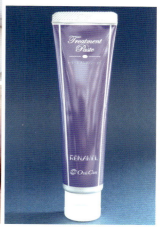

図6 王様の歯ブラシ（治療前の術者みがき）
　術者みがきにより適正なブラッシング圧や歯ブラシの動かし方を患者に体感してもらう．トリートメントペースト（オーラルケア）を用いて行っている．
　当院では治療前に必ず術者みがきを行っていて，これを院内で「王様の歯ブラシ」とよんでいる．

3．術者みがき（王様の歯ブラシ）（図6）

　当院では治療の前に必ず患者さんの術者みがきを行っています．これを「王様の歯ブラシ」とよんでいます．

　「王様の歯ブラシ」は患者さんにとってとても心地よいものであり，また術者による適正なブラッシング圧や歯ブラシの動かし方を患者さん自身が体感できます．患者さんには，帰宅後の自宅でもこの体感を再現するようなブラッシングを心がけてもらうことで，徐々に同様なブラッシングをしてくれるようになります．

　「王様の歯ブラシ」の目的は以下の4つです．
　①歯科治療のための環境整備
　②患者が自身でみがきにくい部位をきれいにしてあげる
　③ワンポイントTBI（適切なブラッシング圧やストロークの再確認など）
　④歯みがきの心地よさを体験してもらう．

Point！　オーラルフィジオセラピー
①プラークが付着していることが歯肉の炎症の原因となることに気づいてもらう．
②一度に複数の器具の指導を行っても，実行が難しいので，患者さんの様子をみて指導する．
③患者さんが長年行っている手法は否定しないで，改善ポイントを指導する．
④患者さんのよいことは1つでもいいのでほめてあげる．

Clinical Case

患者の基礎情報

26歳の女性．販売業．初診2013年5月．

主訴…|3 の違和感

患者情報
- 歯科の受診は5年ぶり．
- 歯肉からの出血がいつも気になっていたが，歯肉から出血するので，歯みがきをしてよいのか心配だった．
- 今までブラッシング指導を受けた経験はない．
- 起床後と就寝前のみ，歯ブラシによるブラッシングを行っている．

初診時所見
- 舌側歯頸部に多量のプラークと縁上歯石が認められる（図7，8）．プラークスコアは100％．

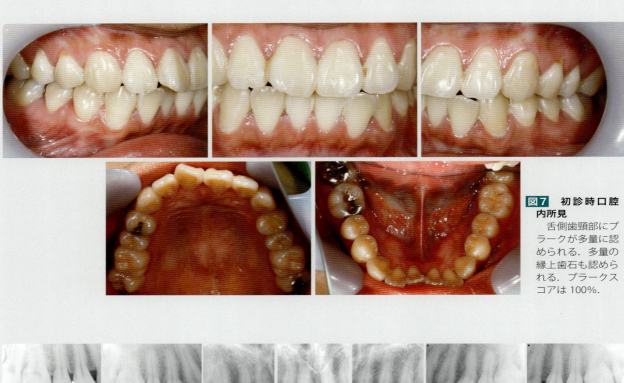

図7 初診時口腔内所見
舌側歯頸部にプラークが多量に認められる．多量の縁上歯石も認められる．プラークスコアは100％．

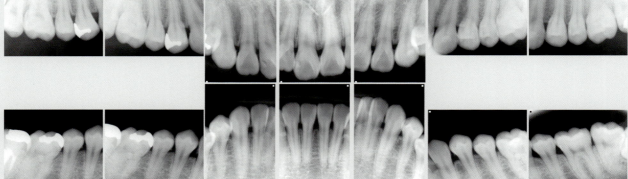

図8 初診時X線写真所見
歯槽骨の水平的吸収はそれほど見られないが，上下歯の隣接面には歯石が多量に付着していることがわかる．

1. モチベーション

Hygienist's Work

- 「歯周病のリスク評価」や患者説明用ソフトをモチベーションツールとして利用（図9, 10）．

- 「出血」が意味すること，歯周病との関連を伝える．

OHIS を用いた
歯周病リスクの客観評価

* 患者さんが視覚的にわかりやすいツールを利用して，次のことを伝える．
　・現在の患者の状態
　・歯周病の原因
　・治療をしないとどうなるか
　・どのような治療を行うか
　・メインテナンスの重要性

* 患者さんの自覚している症状をキーワードとして説明し，患者さんの興味が向くように配慮する．
　この患者さんはブラッシング時の出血をとても心配していた（＝自覚している症状）．出血することがどういうことなのか，ここでは多くの情報を伝えた．

> ✓ **Point！**
> 一度に多くの情報を伝えようとしても，受け手である患者さんが聞く体勢になっていないと伝わりません．来院回数を重ねるごとに少しずつ理解してもらえればよいと考えることも必要です．

図9　本患者の歯周病リスク評価（初診時）
リスクスコアは 31 で，中等度の歯周病と判定された．この評価表を用いることで，術者と患者が互いに歯周病の現状を客観的に把握できる．

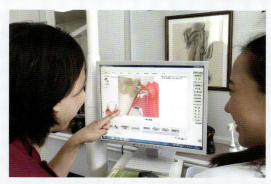

図10　患者説明用ソフトを用いた説明
図やアニメーションによって，術者の説明をよりよく理解してもらえる．

2. ブラッシング指導と歯面のポリッシング

Hygienist's Work

- 染め出しを行い，赤く染まる部分を鏡で患者に示す．

- 術者の前で，患者が自宅で行っているブラッシングをまず行ってもらい，必要があれば正しく修正する．

指導内容（例）
① 歯面のみブラッシング→同時に歯頸部にも毛先を当てるように指導．
② 患者はブラッシングストロークが大きく，圧も強め→「ストロークを小さく，圧を弱く」に指導．
③ 歯間ブラシの使用は，ブラシが通る臼歯部のみ指導．

など

* 染め出しにより，「プラークをとる」重要性を知ってもらう．

* 歯周病の初発である歯間部の清掃法をセルフケアにプラス．

* 患者に歯面のツルツル感を体感してもらうことによって，理想のブラッシング後の感覚を知ってもらう．

> ✓ **Point！**
> 最初から多くの指導を行うと，患者さんによっては混乱してしまうため，各患者さんの協力度や器用さによって判断しましょう．

3．グロススケーリング開始

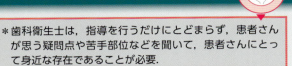

- 患者さんへのヒアリング（ブラッシング後の出血が減ってきたと患者さんからの報告を得た．図11，12）
- プラークスコア採得
- プラークスコアと口腔内写真で炎症消退の確認を患者に提示
- グロススケーリング実施（大まかな歯石除去）

＊歯科衛生士は，指導を行うだけにとどまらず，患者さんが思う疑問点や苦手部位などを聞いて，患者さんにとって身近な存在であることが必要．

 Point！
患者さん自身が歯肉縁上のプラークコントロールを実行できることが大切です．ブラッシングの改善が見られない場合でも，患者さんを認め，ときにはほめて励まし，やる気を維持するモチベーションを心がけましょう．

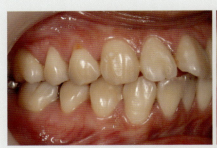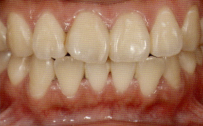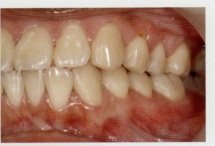

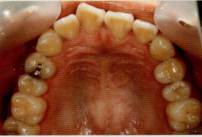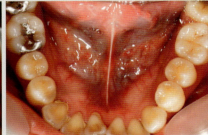

図11 TBI 2週間後の口腔内
全体的にプラーク量が減少し，炎症が消退している．プラークスコアは78％になった．

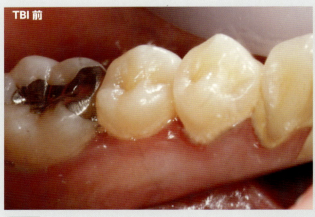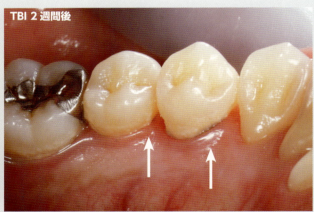

図12 TBI前（左）およびTBI 2週間後（右）の下顎右側臼歯部の状態
　ブラッシング指導前（左）では特に舌側歯頸部に多量のプラークが認められた．
　ブラッシング指導後（右），プラーク量は減り歯石が歯肉縁上に明らかになっていることがわかる（矢印）．また臼歯部は，歯間ブラシを使用してもらっているため歯間部の炎症がおさまっていることもわかり，グロススケーリングを開始できると判断した．

★重要

　歯間部は歯肉退縮のリスクが高いため，事前に歯肉形態の変化の予測と説明が必要である（患者さんによっては，歯間部が空いてくるのをいやがり，歯間ブラシの使用をやめてしまう人もいるため）．
　最初に起こりうることは，先に患者さんに説明しておくことが重要である．

4. SRP 実施

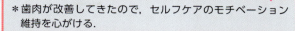

- 6回のSRPを実施（①下顎前歯部→②上顎前歯部→③下顎右側臼歯部→④下顎左側臼歯部→⑤上顎右側臼歯部→⑥上顎左側臼歯部の順）（図13, 14）
- SRP 終了時にはワンポイント TBI を実施

＊歯肉が改善してきたので，セルフケアのモチベーション維持を心がける．

Point！
ブラッシング指導は初回の指導に比べて簡単なワンポイント(ワンポイントTBI)とし，多くの情報を与えすぎて患者さんが混乱しないように配慮しましょう．

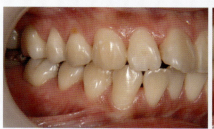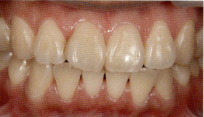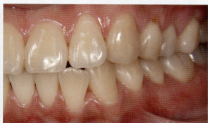
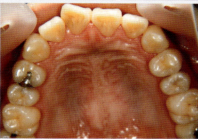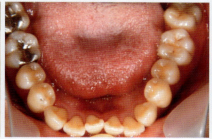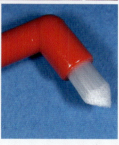

図13 全顎SRP後の口腔内所見
ブラッシング時の出血も減少し，全体的に炎症の消退により，歯肉が引き締まっている．特に歯間部には空隙ができていることがわかる．プラークスコアは50％．まだ歯冠歯頸部，隅角部全体にプラークが残っているためワンタフトブラシ使用の指導を行う．下段右の写真はプラウト（オーラルケア）．

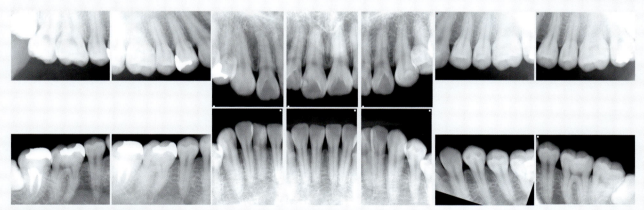

図14 SRP後のX線写真所見
初診時に認められた歯間隣接面の歯石は除去できていることがわかる．

5. 再評価・メインテナンスへ移行

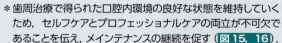

- 術前・術後の状態を，口腔内写真とデンタルX線写真，歯周病リスク評価を用いて患者にプレゼンテーションする．

＊歯周治療で得られた口腔内環境の良好な状態を維持していくため，セルフケアとプロフェッショナルケアの両立が不可欠であることを伝え，メインテナンスの継続を促す（図15, 16）．

Point！
メインテナンスについては患者さんの治療が終わってから話すのではなく，初回のモチベーション時から繰り返し伝えます．

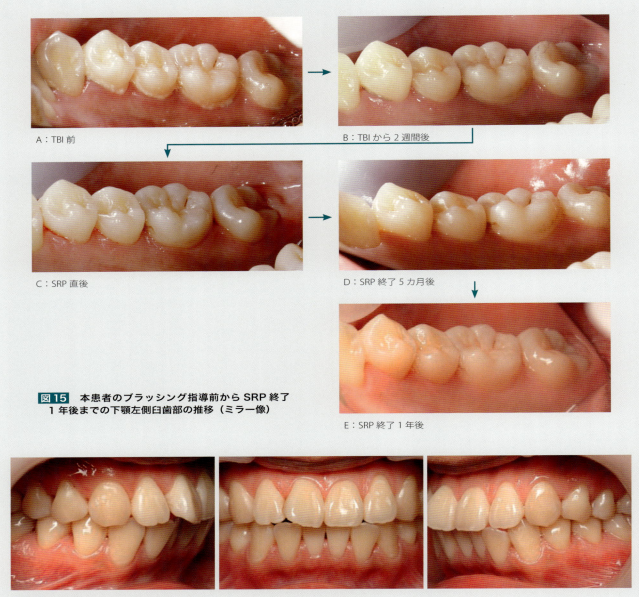

図15 本患者のブラッシング指導前からSRP終了1年後までの下顎左側臼歯部の推移（ミラー像）

A：TBI前
B：TBIから2週間後
C：SRP直後
D：SRP終了5カ月後
E：SRP終了1年後

図16 本患者のSRP終了1年後の状態
全体的に継続してコントロールできている．歯間乳頭部の歯肉は改善して（少し盛り上がって）きて，歯間空隙が小さくなっている部位もある．
前歯部にはフロスを使用してもらい，臼歯部には継続して歯間ブラシを使用してもらっている．

 Point！
歯肉の形態の変化や患者さんのプラークコントロールの状態を見ながらセルフケアの方法を変えていくことが必要です．

5 SRP

1. 術野の確認

デンタルX線写真とプロービング後作成した歯周組織診査チャートを参考に，歯肉の炎症の度合い，歯根の形状，歯石の付着量，歯石の付着位置を考慮したSRPを行います．

当院では4mm以上の歯周ポケットを有する場合は，浸潤麻酔下にての施術を原則としています（痛みの感じ方には個人差がありますが，患者さんが痛みを感じることなく，的確なSRPを行うために浸潤麻酔を行っています）．

浸潤麻酔後，もう一度プロービング（適正圧による）を行うことによって，どこにどのような歯石があるかを触知してからキュレットの操作に入ります．

★SRP前の個別確認事項

（1）歯肉を「押さえる」

歯の周りの歯肉を指で押さえることによって，歯周ポケット内から排膿がないかを確認します（図1, 2）．排膿があるということはすでに慢性炎症が存在していることを意味するため，早急な治療が必要となります．また排膿はないもののプラークが押し出されることもあります．これも要注意です．

患者さん自身によるプラークコントロールが適切に行われているかなど，視診だけでは判断できない歯肉の状況（歯肉に見かけ上の炎症がない場合は特に）を「歯肉を押さえる」ことによって知ることができます．

（2）歯根面を「探る」

施術前に歯根面を探り，デンタルX線写真と歯周組織診査チャートにより，歯根の形状や歯根のどの部分にどの程度の歯石がついているのかを，確認しながらSRPを行います．

深い歯周ポケットの見落としがないか，プローブを用い，また歯石の残存がないかを3Aエキスプローラー（探針）を用いて探っていきます．

（3）歯根面を「確かめる」

歯根面が堅く滑沢になることを指標としてSRPを行うため，こまめに3Aエキスプローラーを用いて歯根面の状態を確認します．

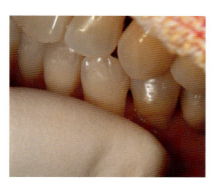

図1　術野の確認「歯肉を押さえる」
歯肉辺縁部にエアーをかけて唾液を排除した後，歯肉を指で押さえる．排膿やプラークが押し出されることがある．このようにして術野を確認する．

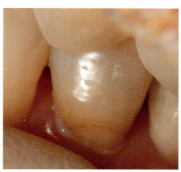

図2　図1 の拡大
歯頸部圧迫により排膿が認められる．

Clinical Case

患者の基礎情報

35歳の男性．初診2013年5月．

主訴…全体的に歯ぐきが腫れているような気がする．

患者情報
- 小学4年生のときから高校3年生まで歯列矯正を行っていた．
- タバコをやめたいと思っているが，現在も1日2本吸っている（以前は1日20本吸っていた）．
- ブラッシング指導を受けた経験はない．

初診時および歯周組織診査所見

- 歯間乳頭歯肉に炎症が強く，歯間隣接面にプラークの蓄積が見られる．デンタルX線写真からは，特に上顎前歯部（3+3）歯槽骨の水平的骨吸収と歯間部歯根面の歯石沈着が認められる（図3）．
- 歯周組織診査により排膿部位や深いポケットが認められた（図4）．

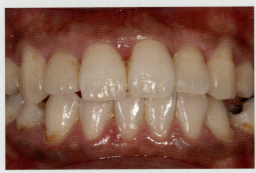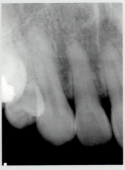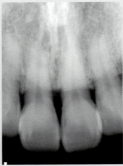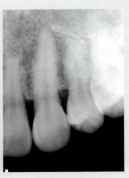

A：正面観．特に歯間乳頭歯肉に炎症が強く，歯冠隣接面にはプラークの蓄積が見られる．

B：3+3 のデンタルX線写真．水平的な歯槽骨の吸収が見られ，歯間部の歯根面には歯石の沈着が認められる．

図3 初診時口腔内およびX線写真

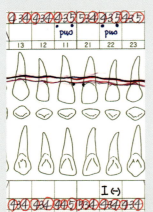

図4 歯周組織チャート（3+3）
排膿部位や深いポケットが認められる．

1. ブラッシング指導（TBI）

Hygienist's Work
- ブラッシング指導時にプラークスコアを採得（プラークスコア100％）（図5）
- TBI時には，歯間隣接面清掃のための歯間ブラシの使用法も指導．

* プラークスコア100％ということから，何が原因か（＝一日のブラッシング回数が少ない）を考える．これまでブラッシング指導を受けたことがないことも考慮する．
* 歯間部のケアを取り入れてもらい，定着させることを優先させる（プロービングチャートからも，歯間部に問題があることが読み取れる）．

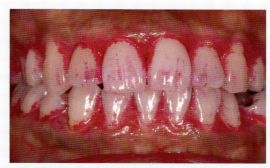

図5　ブラッシング指導時のプラークスコアの測定
本症例ではブラッシング指導および歯冠隣接面の清掃のために歯間ブラシの使用法について指導を行っている．プラークスコア100％．

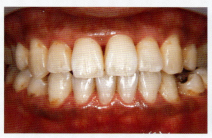 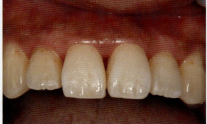 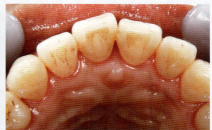

図6　ブラッシング指導3週間後
術前に比べ歯間部歯肉の炎症が消退していることがわかる（プラークスコア62％）．しかしまだ舌側歯頸部歯肉には炎症が存在する．セルフケアが定着してきていると判断し，SRPに移行する．

2．SRP実施

Hygienist's Work

- 浸潤麻酔後，再度適正圧によるプロービングを行い，歯石の状態を触知し，歯肉溝の深さを把握する（図7）．

- SRPの実施（図8, 9）

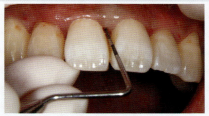

図7　SRP開始（1̲プロービング時）
SRP開始時，4mm以上のポケットデプスを有する箇所が多数存在した．浸潤麻酔後，再度プロービング（適正圧による）を行うことによってどのような歯石があるかを触知し，歯肉溝の深さを把握する（ブラッシングによってポケットの改善があるため，正しい値を確認してからSRPを開始する）．

＊この患者さんはSRP処置が初めてであり，特に心配性のため，術後指導をしっかり行う必要がある．
術後に起こりうることを伝えておかないと，比較的軽度でも，通常術後に起こりうることでさえ，患者さんは必要もなく不安を感じてしまう．

＊SRP後のブラッシング指導も重要．

> ✓ **Point！**
> ＊適切なプラークコントロールがSRP後の治癒を促進することを強調します．
>
> ＊SRPにより歯肉の退縮や歯肉形態の変化など，予想されることを，患者さんに事前に説明し，状態の変化を見ながらセルフケアの方法を変えていくことが必要です．

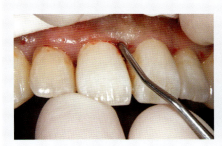 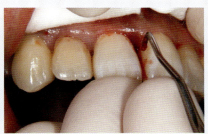 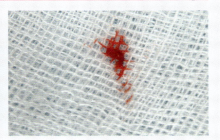

A：歯周ポケット内にカッティングエッジを0°で挿入し，歯石の下に達したら，ラストシャンクと歯根面が平行になるようにカッティングエッジを起こす．

B：側方圧を加えてキュレットをかき上げる．

C：目標とした歯石が除去できているかを確認．

図8　1̲近心面へのSRP施術
使用キュレットはグレーシータイプNo.12．バックポジションからSRPを行っている．

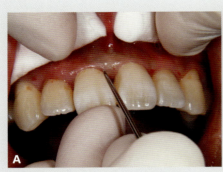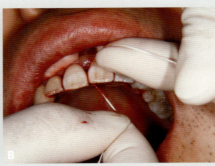

図9　歯根面の確認
A：3Aエキスプローラーを用いて歯根面を探っている．滑沢であればSRP終了とする．探知する際にもフィンガーレストを求める．
B：特に隣接面は，SRP後，ポケット内に除去した歯石が残っていないか，ノンワックスのフロスを使用して確認している．

Hygienist's Work

- SRP後は歯面研磨（ポリッシング）を行い，歯面をできるだけきれいにする（図10）．歯の表面にステイン（色素沈着）があれば同時に除去する．

> ★重要
> また，術後知覚過敏防止のため，フッ化物塗布も同時に行う．

- セルフケア指導
　SRPによる歯石除去により術前に指導した歯間ブラシのサイズが変更になることがあるので，再度歯間ブラシを選択し直して適合させたうえで指導を行う．

* SRP後の患者さんへの注意事項
- 個人差はあるが術後一時的に知覚過敏の症状が出ることがあること
- 個人差はあるが，当日〜2日後は歯が浮くような感じや，ブラシが歯に当たると痛むことがあるので様子を見てセルフケアをしてもらうこと
- しばらくしても痛みが続く，腫れる，または知覚過敏が著しい場合は連絡してもらうこと
- 局所麻酔後の食事について
- 歯肉の変化（審美性）

> 患者指導時には「今が治るチャンスです」と添えます．

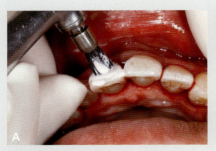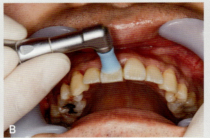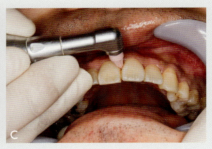

図10　SRP後のポリッシング
ハンドピースは執筆状変法で持ち，フィンガーレストを求め，軽い力で低速回転で行う（A〜C）．

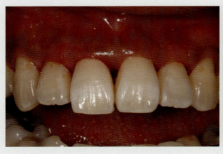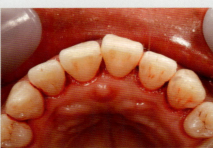

図11　SRP直後の正面観および咬合面観
唇側よりも口蓋側のほうが炎症が強かったため，口蓋側に出血が多く見られる．術後の注意事項を説明し，終了する．知覚過敏防止のため高濃度フッ素塗布を行う．

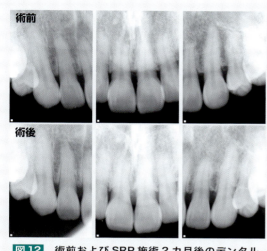

図12 術前およびSRP施術2カ月後のデンタルX線写真（3〜3）

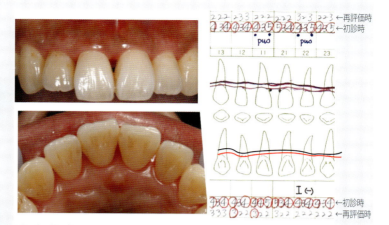

図13 SRP施術2カ月後の口腔内および歯周組織診査チャート（3〜3）

初診時に比較して歯肉辺縁の炎症が消退してきているのがわかる．歯周組織チャートでも出血箇所が減っている．しかし本患者のように喫煙者の場合，SRP後の歯肉の治癒反応は悪いことがある．

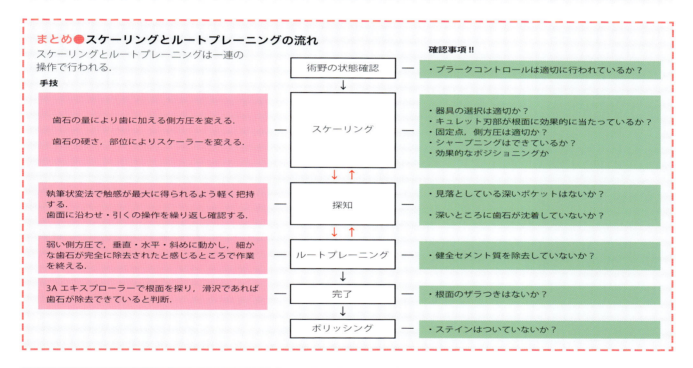

まとめ●スケーリングとルートプレーニングの流れ

スケーリングとルートプレーニングは一連の操作で行われる．

Point！ 術後の患者指導事項

- □プラークコントロール
- □術後の不快感
- □知覚過敏
- □審美性（歯肉の変化など）
- □局所麻酔後の注意……麻酔部位の感覚が戻るまで食事を控えてもらう（麻酔下付近の粘膜をかむため）

Point！ SRP後のプラークコントロール

当日〜2日後
- ブラッシングは慎重に（特にブラッシング圧に注意）行う．
- 通常より時間がかかるが，十分に施術部位をブラッシングするよう指導．

3，4日後
- 通常どおりブラッシング可能．
- 歯肉が改善するにつれてブラッシング圧を通常に戻す．
- 歯肉から出血する可能性があることを説明し，出血してもそのままブラッシングを継続するよう指導．
- 治癒が進行するにつれて出血は減少し，出血しなくなることを伝える．

＊もともとブラッシング圧の強い患者には特に確認が必要．

6 歯周組織の再評価

1．評価項目

歯周組織の再評価では，炎症の原因除去を行った後，患者さんの歯周組織の反応を下記にあげる項目で評価していきます．

①歯肉に見かけ上の炎症がなくなっているかどうか．
②プロービング値が減少しているか（歯周ポケット改善の有無）
③プロービング時の出血および排膿の有無
④プラークスコアで確認できる，患者のセルフケアの状態．

再評価時，特に重要となるのはプロービング値の変化です．正確なプロービングを行って歯周組織診査チャートを作成し，前回との歯周組織，特にプロービング値の改善状態を確認します．歯周組織の改善状態を把握することで，次の処置が決定されるため，その判断基準の資料を採得する歯科衛生士の役割は大きいといえます．

◆必ず準備するもの
①規格性のある口腔内写真
②デンタルX線写真（10枚法または14枚法）

2．再評価の実施

■ 実施時期

歯周初期治療中は，ブラッシング指導後，SRP後，また緊急歯周外科処置を行った場合は歯周外科処置後に歯周組織の再評価を行います．

もちろんメインテナンス期間に移行してからも，患者さんの口腔内の変化をとらえるために再評価を行います．

プロービング値とプラークスコアは連動しているので，両者の資料を採得し続けることにより患者さんのブラッシング傾向を把握することができます．このことによって，プロフェッショナルケアで真っ先に処置を行わなければならない部位を知ることができます．

再評価を行いその結果をどのように判断するのか，当院の例を提示します．

1）ブラッシング指導後の再評価

歯肉の見かけ上の炎症が消退していることが前提です．そしてプラークの染め出しを行いその結果を得るプラークスコアは大変重要です．

理想は30％以下ですが，なかなかはじめからこの数値を達成する人は多くありません．口腔内の状況は，不適合な修復物や不正咬合があるなど，人それぞれ違います．個々の患者さんに応じて，細やかに判断することが大切です．

重要なことは，歯肉縁上のプラークコントロールがなされていない状態，つまり歯肉に炎症のある状態でSRPに移行しないことです．プラークコントロールが十分でないままSRPに移行すると，正常な歯周組織の治癒が見込めず，歯肉退縮により知覚過敏を誘発するなど思わぬトラブルに遭遇することになります．

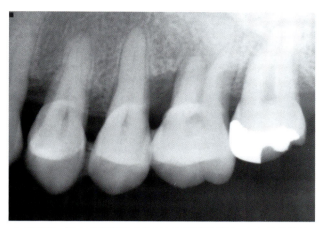

A: 初診時. 6| は歯根長の1/2以上の骨吸収があったため歯髄診断を行ったが，生活歯であった．

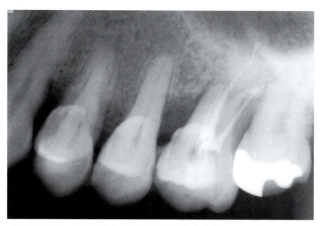

B: 再評価時. 6| に再度歯髄診断を行うと失活していたため，ただちに根管治療を行った．

図1 歯髄の生死の変化

2）SRP後の再評価

　SRP後の再評価は，軟組織の初期の炎症が消退する期間，最低でも**2週間以上**が経過してから行い，プロービング値は3mm未満を理想とします．

　プロービング値が4mm以上の箇所が数カ所残る場合は，再SRPを行うこともあります．歯肉に見かけ上の炎症が存在しなくても，4mm以上の歯周ポケット底や歯肉壁には炎症が残存しているという研究結果があるからです．

　プロービング値が4mm以上で骨縁下ポケットが存在する場合は，歯肉に見かけ上の炎症のないことを確認し，歯周外科処置に移行します．また初診時にすでに6mm以上の歯周ポケットを有し，デンタルX線写真で歯槽骨に骨欠損が認められる場合は，SRP終了後の再評価を待って，歯周外科処置へ移行することになります．

　歯周外科処置に入る前の確認事項が2つあります．動揺歯の固定と歯髄の生死の確認です．特に歯髄の生死に関しては，初診時と再評価時では変化していることもあるため，再評価の際には歯科医師に歯髄診査を依頼します（歯根の1/2を超える骨吸収がある場合は，必ず歯髄の生活検査を行います．**図1**）．

　再評価は歯周組織の状態の評価だけでなく，患者教育がどの程度できているかを評価する機会でもあります．歯周疾患あるいは他の歯科治療に関して，医院側が診査・診断やそれに基づく治療計画を患者さんに伝えます．はたして患者さんはどの程度理解しているのでしょうか？

　歯科衛生士は歯周初期治療で数回にわたって患者さんに応対します．その過程でその患者さんの情報をできるだけ提供し，デンタルIQを高めていくことが，その後の治療をよりスムーズにさせるといえます．

　また，患者さんの持つ歯科疾患リスクがどのように変化したかを患者さんとともに把握することも重要です．

Point！
　キュレットによる歯石除去の有効深度は基本的には3〜5mmであることを銘記しておきます．

7 メインテナンス

1. 長期メインテナンス実践のための極意

歯周治療が終了し，メインテナンスに移行した途端に，患者さんの来院が途絶え，再来院時には歯周病が再発していた……といった経験を持つ歯科衛生士は少なくないでしょう．長期的に患者さんの口腔内の健康を維持していくためには，以下の2つが重要と考えられます．

1つ目は「患者教育」．口腔内の健康維持には患者さん自身によるセルフケアが大切です．患者さんにセルフケアが定着し，なおかつ歯科医院で歯周治療やそれに続くメインテナンスを受けたいと思うように，患者さんの気持ちを育成することも歯科医院の役割といえます．また，初診時から患者さんにメインテナンスの重要性を伝えることが継続来院につながっています．

2つ目は「術者の手技」．天然歯のスケーリング・ルートプレーニング（SRP）はもちろんのこと，歯周形成外科後やインプラント治療後のメインテナンスなど，さまざまな治療場面において，歯科衛生士の手技によって口腔内の環境は左右されるといっても過言ではありません．つまり，**メインテナンスでは総合力**が問われるのです．

2. メインテナンス実施時の"3つ"の力

患者さんのさまざまな資料は，初診時から患者さんが来院し続けるかぎり蓄積されていきます．長期メインテナンスで継続来院する患者さんのデータは膨大となり，必然的にカルテの厚みも増してくるものです．

患者さんが来院したときには，常に患者さんのデータをアップデートする必要があります．そこで重要なことは下記の3つに集約されます．

1)「観察力」

歯肉の変化やプロービング値の変化などから，「口腔内で何が起こっているのか？」の変化を見逃さないことが大切です（図1～3）．

重要なのは，「**観察から始めるメインテナンスの強化**」です．

そのためには，常に正常像と比較して，患者さんの口腔内が「どのように変化しているのか？」を観察すること，記録として歯周組織診査チャート，口腔内写真，デンタルX線写真，パノラマX線写真を記録していくことが大切です．

2)「共感力」

患者さんの意識の変化を会話から感じて共感できる力です．メインテナンス前や終了後の患者さんとの会話は大切な時間です．

「前回から何か変化はなかったでしょうか？」――口腔内の情報だけでなく，患者自身の生活環境の変化などを知ることは，長期的に口腔内を良好に維持していくためには欠かせません．また，長期的に来院されている患者さんには，メインテナンスを受けると同時に，歯科衛生士をはじめ院内のスタッフとの会話を楽しみにしている人も非常に多いのです．

図1 口腔内の経時的変化-1. 患者の心因的ストレスによると思われるエナメル質脱灰の発症

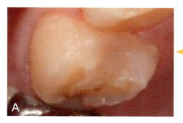
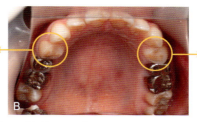
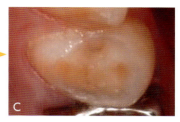

A〜C：初診時．摂食障害の既往歴があり，口蓋側歯冠に顕著なエナメル質の脱灰が認められる．

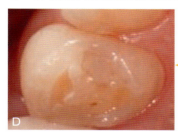
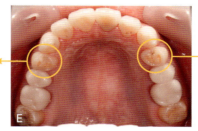
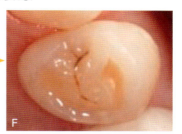

D〜F：治療終了時．4̲|は遠心面の修復のみ行っている．

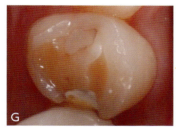
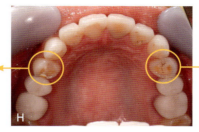
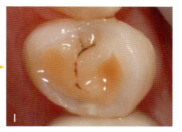

G〜I：治療終了2年後（メインテナンス時）．エナメル質が脱灰し，象牙質が露出している範囲が増えている．患者にヒアリングを行うと，仕事のストレスから摂食障害が再発し，一日に数回嘔吐してしまうという相談を受けた．患者からさまざまな相談を受ける立場にある歯科衛生士は，できる範囲で患者の心のケアも行う必要がある．

図2 口腔内の経時的変化-2. 過剰なセルフケアによると思われる歯肉退縮の発症

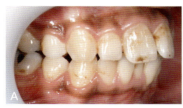
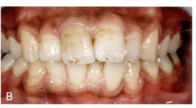
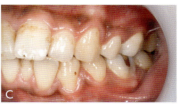

A〜C：初診時．喫煙者であり，ステインが認められる．また歯肉辺縁にプラークの付着と炎症が見られる．

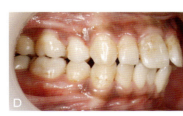
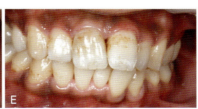
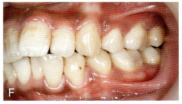

D〜F：ブラッシング指導後．ブラッシング圧が強いため，主に圧のコントロールを指導した．炎症は消退してきている．

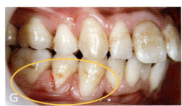
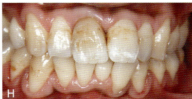
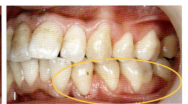

G〜I：メインテナンス時（メインテナンス間隔が空き，1年後来院時）．オーバーブラッシングのため歯肉退縮が見られる（特に○囲みの部分）．メインテナンスに来院できなかったため一生懸命磨いていたとのこと．このように患者のモチベーションが高いと，来院できない分，自分自身のケアで頑張ろうとしてしまうことがある．術者が口腔内の変化を継続的に把握することは大切である．

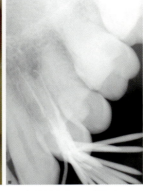
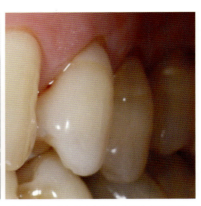

A：メインテナンス来院時の上顎左側臼歯部. ⌊4 相当部に腫脹が見られる.
B：根管治療後のX線写真
C：根管治療から1年後の上顎左側臼歯部

図3　口腔内の経時的変化-3. 咬合の過重負担
　メインテナンスフェーズにおいて ⌊4 根尖相当部が腫脹していたため歯科医師に報告. 歯髄診断を行うと失活していたため，ただちに根管治療が行われた. 原因は何であったのかを考えることが重要である. 口腔内写真からもわかるように，楔状欠損の状態から，咬合状態に問題があることがみてとれる.

3）「伝達力」

　日常臨床においての時間の制約はつきものです. 限られた時間の中で，メインテナンス時に歯科衛生士が気づいた問題点を歯科医師に速やかに報告することができる伝達力は必要です. それは同時に患者さんに要点を簡潔に伝える力と言い換えることができます.

　歯科衛生士にとって，日頃から簡潔に要点を他者に伝える練習を怠らないことも重要です.「伝えたつもり」と「伝わった」では大きく違います.

3. メインテナンスの具体的手法

1）メインテナンス時の留意点（図4～8）

①口腔内の観察は，メインテナンスに限らず拡大鏡を用いて行う.
②咬合（負担過重）が引き起こす問題は，プロービング値の増減や歯の動揺度の変化，フレミタスのチェックによって確認する.
③ディプラーキング（病原性プラークの除去）は，患者の歯肉溝や歯根形態，処置部位に適した刃部のキュレットを用いて，セルフケアが不十分な個所から開始して全顎にわたって行う. 特に修復歯のクラウンマージン部は注意深く行う.
④ポリッシング（歯面研磨）は，歯の形態や歯根形態を考慮したチップを用いて行う. ハンドピースは執筆状変法で持ち，フィンガーレストを求め，軽い力で低速回転で研磨する.
⑤メインテナンス後は，知覚過敏やう蝕を予防するため，フッ化物を塗布する（口腔内にセラミッククラウンが装着されている場合は中性のフッ化物を用いる）.

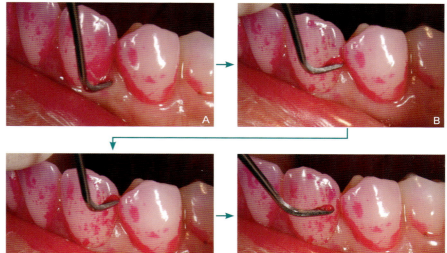

図4 メインテナンスにおける全顎ディプラーキング（病原性プラークの除去）

　ポケット内のプラークを除去し，歯根面のざらつきをとる．側方圧は通常よりも弱めにキュレットを操作する．
　本図では染め出しを行っているが，染め出されたプラーク部を1層こそげ取るイメージでディプラーキングを行う（A～D）．

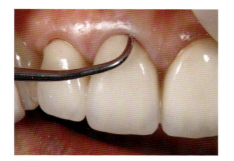

図5 セラミッククラウン修復部のディプラーキング

　セラミッククラウンによる修復が行われている箇所は，刃部の細いキュレットを用いて水平ストロークでディプラーキングを行う．水平ストロークを行うことによって，マージン部を損傷するリスクが軽減できる．

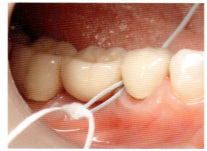
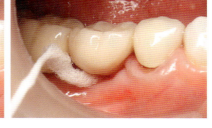
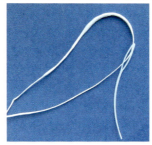

図6 フロスを用いたブリッジのポンティック基底面の清掃法

　フロスはデンタルフロススレッダーに通して使用する（するふわフロス．茂久田商会）．

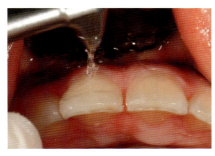

図7 ジェットポリッシャーによるポリッシング（歯面研磨）

　ジェットポリッシャーの使用はステイン除去時には効果的である．しかし，セメント質や象牙質が露出している箇所に用いると知覚過敏誘発につながるため使用を控える．また歯肉に当てると患者が不快感を感じるため，歯面に当てるよう配慮する必要がある．

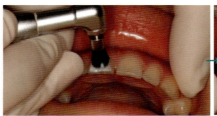
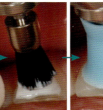
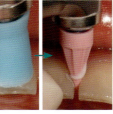

A：ハンドピースは執筆状変法で持ち，フィンガーレストを求め，軽い力で低速回転により研磨する．

B～D：ブラシ，ラバーカップ，三角チップによるポリッシング．B→C→Dの順で，ポリッシングペーストを歯面に塗布して行う．Bにおいては，ラバーカップの縁がやや広がるぐらいの圧で研磨を行い，過度の摩擦熱の発生を避ける．

図8 PMTC器材によるポリッシング

　当院では，歯面にポリッシングブラシとラバーカップを用い，歯間乳頭部に三角チップを用いてポリッシングを行っている．

2) インプラントのメインテナンス

インプラントはその構造上,天然歯よりも炎症に対する抵抗性は弱くなります.人工物であるインプラントをより長く生体内で保たせるためには,インプラントと天然歯の違いを理解する必要があります.

インプラントが埋入されている場合は,最低限

① 周囲の歯周組織と比べて歯肉の色はどうか?

② 歯肉を指で押さえたときに押し出されてくる内容物はあるのか? ないのか? ある場合,それはプラークなのか? 排膿なのか?

③ デンタルX線写真やパノラマX線写真で確認したときにインプラント体(フィクスチャー)周囲に骨吸収があるのか?／ないのか?

を確認する必要があります.

図9〜12にインプラントへのメインテナンスの手技例を示します.

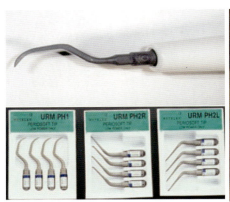
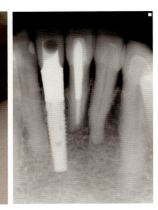

A:ペリオソフトチップ(白水貿易)　　B:⊥がインプラント部位のため,プラスチックスケーラーを使用している.　　C:同部位のX線写真

図9 インプラント部周囲のメインテナンス例-1.プラスチックスケーラーの使用

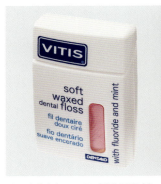
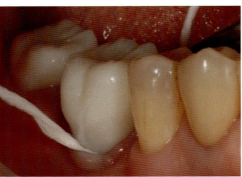
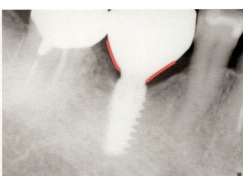

A:するふわフロス(茂久田商会)　　B:上部構造のサブジンジバルカントゥア(歯肉縁下の修復物の形態,Cの赤線部)を広がるフロス(A)で清掃している.　　C:同部位のX線写真

図10 インプラント部周囲のメインテナンス例-2.広がるフロスの使用

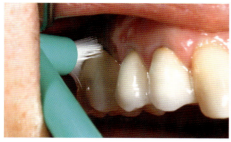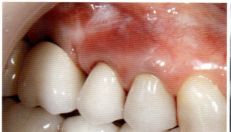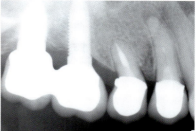

A：上顎左側臼歯部のインプラント埋入部位には歯間部に適合するようなブラシを選択して清掃を行う（本図はオーラルケア社のプラウト）．

B，C：同部位の拡大およびデンタルX線写真

図11 インプラント部周囲のメインテナンス例-3．ワンタフトブラシの使用

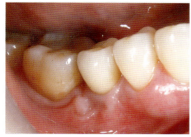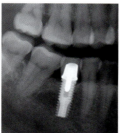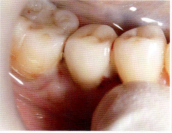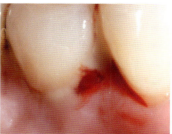

A：メインテナンス時の下顎右側臼歯部．⑤がインプラント部．

B：同部のパノラマX線写真拡大

C：インプラント周囲歯肉を指で押さえると排膿が見られたため歯科医師に報告．

D：排膿部位の拡大

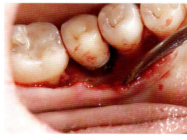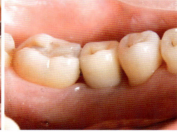

E：歯周外科処置時（歯肉弁翻転時）．インプラント体周囲に骨欠損がみられる．

F,G：歯周外科処置から1カ月後の頬側面観（インプラント隣在歯にSRPを行うために麻酔を行っているので，貧血帯が見られる）

図12 メインテナンス時におけるインプラント部の観察・対応

Column　インプラント周囲にプロービングは行う？　行わない？

先にも述べたように，インプラントを取り巻く歯周環境は非常に繊細です．不用意なプロービングによってインプラント周囲組織に炎症を惹起させることが考えられます．またインプラント体の埋入深度やアバットメントの形状，上部構造体の形状などに歯周組織の状況は左右されるため，正常組織と比較してプロービングで炎症の有無を判断することは難しいといえます．

以上のような理由から，当院ではインプラント体周囲のプロービングは行いません．

Clinical Case

患者の基礎情報

54歳の女性．初診1997年9月．
主訴…歯周病の治療を受けたい．

患者情報

- 約3年間他院で歯周治療を受けているが，歯肉の違和感がなくならないため転院を決めた．
- 前院ではバス法のブラッシング指導を受けていた．
- ブラッシングの重要性は認識しているが，前院で同じことを何度も指摘されたため，ブラッシングがいやになることがある．できればブラッシング指導は受けたくない．

初診時所見

- 全顎的な歯肉辺縁の炎症，$\frac{3}{3}|$の出血排膿，歯頸部に不適合なコンポジットレジン（CR）充填物が認められる（図13）．デンタルX線写真では，全顎的な水平的骨吸収が認められる（図14）．初診時プラークスコアは48.2％．

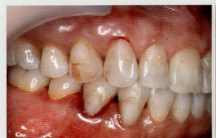
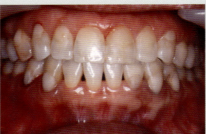
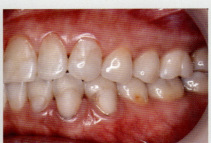
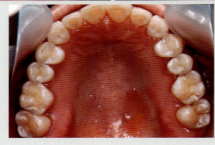
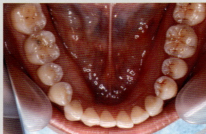

図13 初診時口腔内写真

全顎的に歯肉辺縁に炎症があり，$\frac{3}{3}|$から出血排膿が認められる．歯頸部に不適合な充填物が多く認められる．

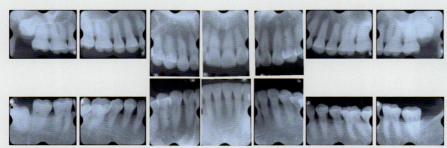

図14 初診時デンタルX線写真

全顎的に軽度な歯槽骨の水平性吸収が認められる．特に臼歯部においては顕著である．歯石も肉眼的には認められない．
歯冠修復物によって大きく修復されている部位はない．

1. モチベーションとブラッシング指導（TBI）

Hygienist's Work

モチベーション
・患者は，前院でブラッシング法を何度も指摘されたことで，ブラッシングがいやになることがあるとのこと→ブラッシングは毎日行う必要があるが，患者自身で磨きにくいところは来院時に術者がケアすることを説明．

▼

再 TBI
・歯ブラシの毛先を切縁側に向けてブラッシングしていたため，歯頸部に向けるよう指導．

＊再 TBI は患者がブラッシングを嫌いにならないように配慮して以下の順で行うことにする．
①歯間部の炎症が強いため，歯間ブラシの指導を最初に実施
②歯ブラシの舌側歯面への当て方の指導
③唇頰側への歯ブラシの当て方の指導
④最後方臼歯部遠心へのワンタフトブラシの使用法の指導．

＊このような場合，指導する側には，患者の過去の不快な経験（本患者の場合は TBI）に対する認識と，患者に再び不快な思いをさせないための対処が必要になる．そのためにも，患者に原因（本患者の場合，ブラッシング指導のたびに「みがけていない」と指摘された）を聞いて対応する．

＊術者は患者の不快感を取り除くことについて関心があると知ってもらうことで，モチベーション，ブラッシング指導が行いやすくなる．

2. グロススケーリング～ SRP 実施

Hygienist's Work

グロススケーリング
・歯石は歯周ポケットがそれほど深くない箇所の，歯肉辺縁付近の歯肉縁下に点在している状態．
・患者のブラッシング定着後，グロススケーリングを上下顎 2 回に分けて行う．

▼

歯頸部充塡物の研磨（歯科医師に依頼）
・歯頸部のＣＲ充塡物の不適合によりプラークが蓄積しやすい状態のため，歯科医師に研磨処置を依頼．
〔不適合充塡物への治療内容…SRP がすべて終了して歯肉の炎症が消退した後，歯頸部の不適合な CR 充塡物に再度研磨を行い，明らかな二次う蝕部のみ再充塡処置が行われた〕

▼

SRP 開始

＊治療時にはできるかぎり立ち会って，患者の状態を把握する．

3. メインテナンス期

Observation

2000 年 2 月（初診より 2 年 5 カ月経過）
・歯周組織が安定している（図15）

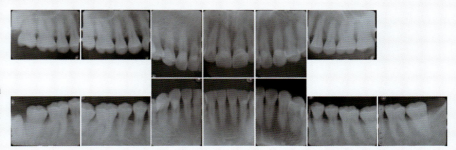

図15 初診より約 2 年 5 カ月経過時のデンタル X 線写真
　全顎的に初診時より歯槽硬線は明瞭である．歯周組織が安定していることがわかる．

149

III-1 症例に学ぶ！ 長期継続来院患者育成のための7つのステップ

Observation

2002年4月（初診より約4年半経過）
・歯肉辺縁および歯間部に炎症が認められるようになる（図16）.

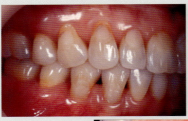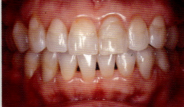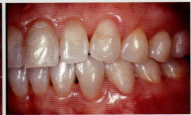
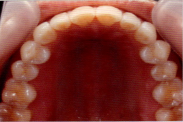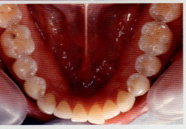

図16 初診より約4年半経過時の口腔内写真
　歯肉辺縁や歯間部に炎症が認められる箇所がある.

Observation

2008年8月（初診より約11年経過）
患者による審美性向上の要望の発現
・患者は「前の歯の色が黄色いことが気になる」と訴えるようになった（図17, 18）.

・歯の色と充塡物の色を気にしていたため，ホワイトニング後にコンポジットレジンの再充塡を行うか，ラミネートベニアによる修復処置を行うかを提案したところ，患者は後者を選択．3⊥3 にラミネートベニア修復を行うことになった.

＊長期にわたって口腔内の環境がよい状態で保たれていると，さらに口腔内をきれいにしたいという新たな要望が患者に生まれてくる．その際歯科衛生士は，どのような治療法があるのかなどを患者さんに教えることができる立場にある.

＊患者にとって歯科医師よりも身近な存在である歯科衛生士は，長くメインテナンスを担当するにつれて，患者からさまざまな質問をされる機会も多くなる．したがって歯科治療の内容を常に知識として蓄え，最新情報を知っておく必要性もある.

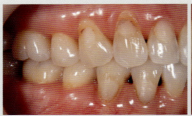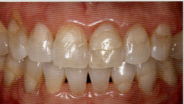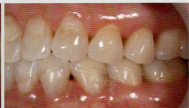
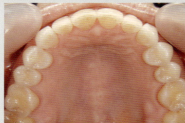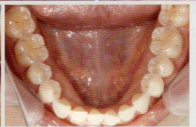

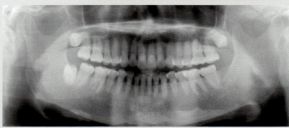

図17, 18 初診より約11年経過時の口腔内写真およびパノラマX線写真
　この頃患者は歯と充塡物の色について気にするようになり，「きれいにしたい」という要望が高まったため，3⊥3 にラミネートベニアによる修復を行った.

Observation

2012年5月（初診より15年経過）
患者の生活とセルフケア状態の変化
- 患者は69歳になる夫の介護に追われる毎日を送るようになり，自身のブラッシングにも時間をかけられないくらい忙しくなった．

- メインテナンスにも，夫がショートステイに行っている間を縫って来院している状況．通院に約1時間30分かかるが，「ちょうどいい気分転換になる」と話してくれた（図19）．

* 患者の年齢が増すと同時に，自身の病気や家族の介護などの問題で，忙しくなることが多い．

* 患者にとってメインテナンス来院が気分転換になればという思いで，できるだけリラックスできるように，そして待たせることがないように，医院全体で対応するようにしている．

* 患者の情報は，どんな些細なことでも医院全体で把握・共有することによって，一人ひとりに配慮した対応ができる．

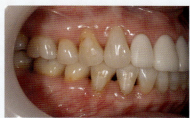 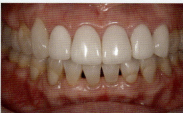 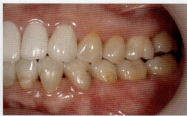
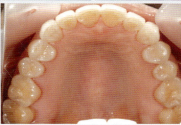 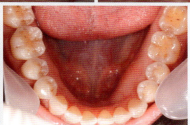

図19 初診より約15年（3+3へのラミネートベニア修復後約4年）経過時の口腔内
患者は家族の介護で多忙のためブラッシングにも時間がかけられないとのことだが，ブラッシング状態は安定していて，歯肉の炎症もそれほど認められない．

Observation

2015年7月（初診より18年経過）
患者の咬合の変化
- 6|の舌側咬頭の破折が認められた．患者の食いしばりが強くなってきていることがうかがわれる．

- 破折部にコンポジットレジン修復を行うとともに，ナイトガード装着（予防）により咬合の保全を図ることにした．

* 患者との会話からも，患者のストレスが強くなってきている（予測）ことがわかったため，その後の来院時も，咬合のチェックを特に強化して，メインテナンスを継続している（図20）．

* 良好な口腔内を維持するには，患者の口腔内の変化の予測と予防の対処が重要である．

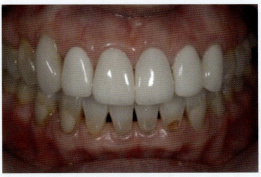

図20 初診より約18年経過時の口腔内正面観
|2 歯頸部のコンポジットレジンが脱離していたため，後に充填を行った．

Ⅲ編　Keys for Professional Maintenance：長期メインテナンスを実現するプロフェッショナル

Part 2
チーム医療とコミュニケーション

ハイジニストワーク＆フィロソフィー

Guidance for This Part　　　　　　　　　　　　　　　　　　　　　　Ⅲ編 Part 2 の読み方

長期メインテナンスを実現するチーム医療

　本書の読者の皆さんには，「臨床でのレベルアップを図りたいと思っている」方，「初心者で何をどうしたらよいかわからなく悩んでいる」方，「ベテランとなって後輩の育成を院長から任されている」方などの歯科衛生士，「歯科衛生士の指導をしなければならない」と考えている歯科医師など，いろいろな立場の方がいると思います．

　本書ではこれまで，歯周治療，特にSRPに関するさまざまな手技について解説してきました．この歯周治療そのものに携わるのは歯科医師と歯科衛生士ですが，忘れてはならないのは，**歯科医院はチームで運営されていなければならない**ということです．

　患者さんに心地よく来院していただき，心地よく帰っていただくためには，歯科医師，歯科衛生士，歯科技工士を含め，医院にいるすべてのスタッフ（受付，歯科アシスタント，デンタルコーディネーター，クリーンスタッフなど）がかかわっているといえます．歯周治療を受けている患者さんに受付の人が優しく声かけをし，励ますことは，歯周治療やメインテナンスに継続して来院してくれる患者さんのモチベーション向上に寄与しているのです．医院はチームで成り立っていることを忘れないで下さい．

　Ⅲ編は，長期継続来院患者を育成し，長期メインテナンスを成功させるための歯科衛生士業務のノウハウを考えることを目的としており，Part1では実際的な業務の組み立て方・とらえ方を述べてきました．Part2では，「チーム医療とコミュニケーション」と題し，立場の異なる複数のスタッフが，患者さんを核として，十分な情報共有(連携)のもとそれぞれの役割を果たしながら進めていくチーム医療について，長期メインテナンス症例を軸に考えます．

　1症例目では，歯科医師と歯科衛生士それぞれの治療への参加の仕方に焦点をあて，立場の異なる2者がどのようにコミュニケーションをとって患者さんの治療にあたり，継続的なメインテナンスにつなげていくかを紹介します．

　2症例目では，先輩歯科衛生士，後輩歯科衛生士の2者が一人の患者さんの治療にあたった長期症例を解説しています．ここでは，新人が陥りやすい問題点の解決ポイントを解説し，先輩が後輩にどのように指導を行い長期症例の患者さんを導いていくかを解説します．

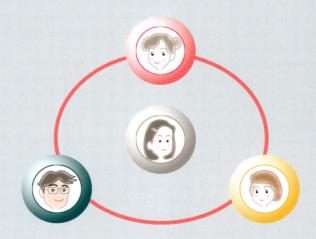

III-2-1 長期経過症例にみる 歯科衛生士・歯科医師間のコミュニケーション

ここでは，自然脱落歯の修復を主訴として初診来院した女性患者（初診当時19歳）に対して，メインテナンスに移行するまで歯科医師と歯科衛生士がどのようにチームとして連携したのかを6つのステージに分けて示します．

メインテナンスフェーズにおいては，歯科衛生士が何を考えて患者さんのメインテナンスを行っているかを見ていただければと思います．

> **基礎情報**
> 19歳の女性．初診1990年9月4日．
> 主訴… 2| 自然脱落部の修復．
> **患者情報**
> ・2| が自然脱落したことから，患者さんは「他の歯も脱落するのではないか」という不安感を持っていた．
> ・初診時から「なぜ自然脱落したのか？」「どのような状態なのか？」など質問が多かった．

Stage 1　診査・診断，治療計画立案 （図1〜3）

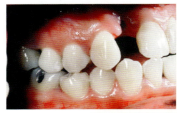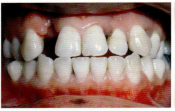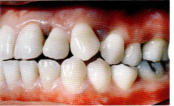
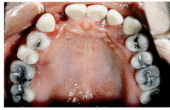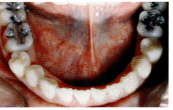

図1　初診時口腔内
　2| は自然脱落し，歯肉も裂開している．
　歯間部歯肉の炎症が強く，歯石の沈着や歯肉の発赤腫脹が認められる．上下顎臼歯咬合面にはアマルガム充填が施されており，二次う蝕が認められる．

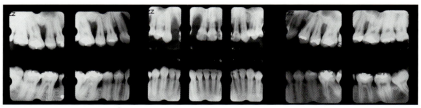

図2　初診時X線写真
　上顎両側臼歯部には垂直性の骨吸収と歯石の沈着も認められる．

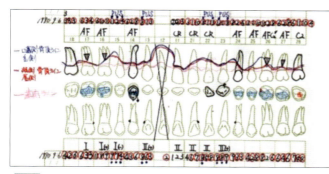
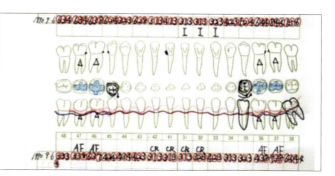

図3 初診時歯周組織診査チャート（左：上顎，右：下顎）
　　　排膿部位が多く，歯周ポケットの深い箇所が多い．

歯科医師による治療計画
①動揺歯が多数歯にわたるため，暫間固定，および咬合調整を行う．
②スケーリング，ルートプレーニング（クローズドキュレッタージ）を行い，歯肉の見かけ上の炎症を消退させ，同時にプラークコントロールを定着させる．
③上記が終了後（再評価後），ただちに歯槽骨欠損の大きい部位の歯肉剥離搔爬術を行う（保存不可能歯は抜歯）……上顎は全顎，下顎は両側第一大臼歯部の歯肉剥離搔爬術を計画．
④再評価　再評価の結果により確定的処置時の治療計画を立案．

歯科衛生士による治療計画
①ブラッシング指導（TBI）を行い炎症を消退させる
②グロススケーリング（上下顎）
③排膿部位からSRPを実施
「上顎前歯」⇒「上顎右側臼歯部」⇒「下顎右側臼歯部」⇒「上顎左側臼歯部」⇒「下顎左側臼歯部」⇒「下顎前歯部」の全6回
④再評価．

歯科医師 - 歯科衛生士間のディスカッションポイント
（歯科衛生士も歯科医師の治療計画を把握し，お互いの治療計画の確認を行ってから治療に入る）
・SRPだけで改善が見込めるかどうか？
・抜歯が必要な部位はあるか？
・歯周外科処置が必要かどうか？
・緊急を要するう蝕治療，プロビジョナルレストレーションが必要な部位はあるのか？
・動揺歯固定範囲の決定と実施

ディスカッションの結果……
＊6mm以上の歯周ポケットが存在し，X線写真上で歯槽骨の複雑な欠損が認められる部位は，SRPだけでは歯根面のデブライドメントが困難なため，できるだけ早期に歯肉剥離搔爬術を行う．抜歯の判断は再評価を経てからとした．

Stage 2　歯周初期治療後の再評価　（図4, 5）

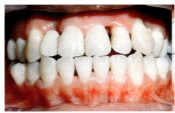
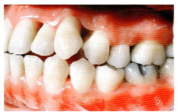

図4　歯周初期治療終了時の口腔内
　上顎前歯部の動揺歯は暫間固定がなされ（「2」は隣在歯にプロビジョナルレストレーションを接着固定），下顎両側臼歯部の動揺歯は咬合調整を行っている．
　全顎的SRPは終了し，見かけ上の炎症は消退している．

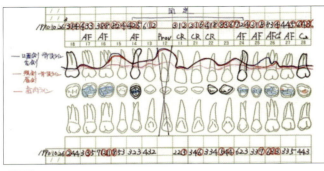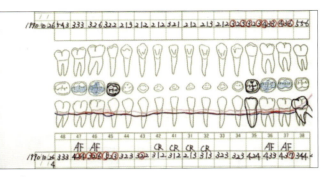

図5　歯周初期治療終了時の歯周組織診査チャート（左：上顎，右：下顎）
見かけ上の炎症は消退しているが，もともとプロービング値が深い部位はいぜんとして深い．

歯科医師 - 歯科衛生士間のディスカッションポイント
- SRPによる歯周組織の改善状況
- 歯周外科を要する部位の決定
- 患者のプラークコントロールの定着具合

▼

ディスカッションの結果……
* プラークコントロールは良好であり，歯肉の見かけ上の炎症は消退している．
* 上顎全顎および下顎両側臼歯部に歯周外科処置を行う．

Stage 3　歯周外科処置終了時　（図6，表1）

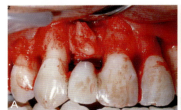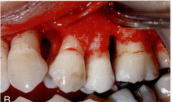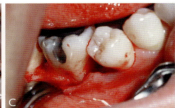

A,B：上顎への歯肉剥離掻爬術　　　C：下顎右側臼歯部への歯肉剥離掻爬術

図6　歯周外科処置
本症例では廓清処置のみ行い，歯槽骨の形態修整は行わない．

表1　当院における歯周外科処置後のプロフェッショナルケア実施およびセルフケア指導内容

手術当日
- 処方薬の服用を指示
- 術後12時間後の含嗽を指示

術後1日
- 院内にて洗浄
- 術後3〜4日は軟毛歯ブラシを用いて，非常に弱い力でブラッシングを行うよう指導

術後4〜7日：抜糸
- 通常の硬さの歯ブラシによる清掃を開始するよう指導

術後1カ月〜
- プロフェッショナルケアを行う．患部だけでなく口腔内全体のメインテナンスを行い，歯周環境の良好な状態を維持．

歯科医師 - 歯科衛生士間のディスカッションポイント
- セルフケアのポイントをどのように患者に指導するか
- プロフェッショナルケアにおける注意点

▼

ディスカッションの結果……
* 術後3日目の来院時に歯科衛生士によるブラッシングを行う（この間のセルフケアは自宅で含嗽のみとする）．
* 術後10日目から通常の歯ブラシ使用の再開，根面露出部位にはインタースペースブラシの使用を指導．
* プロフェッショナルケアでは知覚過敏，根面う蝕予防のためフッ化物の塗布を行う．

Stage 4　歯周外科処置後の再評価時 （図7, 8）

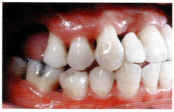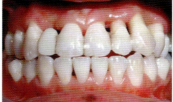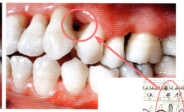
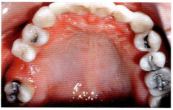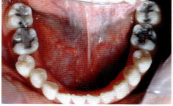

図7 歯周外科処置後の再評価時の口腔内写真（1990年12月）

　全体的にプロービング値は浅く，最後方臼歯部遠心も智歯の抜歯により数値が改善された．動揺していた上顎前歯は暫間固定により固定され咬合が安定した．
　歯周組織診査で出血点が見られる部位にプラーク付着が認められる．歯周組織診査チャートとプラークスコアチャートは連動していることがわかる．

歯科医師による治療計画
①動揺歯固定部は経過観察〔年齢的要因（若年者）のため〕
②上顎右側欠損部は，接着性ブリッジ，｜6 抜歯部も接着性ブリッジによる修復処置とする．←矯正治療の計画があるため．

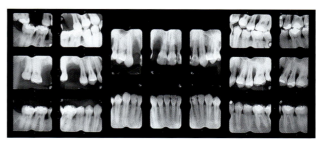
図8 歯周外科後の再評価時のX線写真
　初診時（図2）と比較して歯槽硬線が明瞭となっている．

歯科医師 - 歯科衛生士間のディスカッションポイント
・歯周外科処置後の患者のセルフケアの状態
・歯周外科処置後の再評価での問題点
・補綴治療に移行できるかどうか？

▼ ディスカッションの結果……

＊プラークコントロールは良好であるが，暫間固定をしている |4 周辺にプラークが残りやすい状態で，プロービング時出血があるためプロフェッショナルケアで補う．
＊全体的にプラークコントロールは安定しているため，補綴治療に移行する．

Stage 5　メインテナンス移行時 （図9, 10）

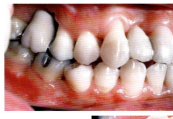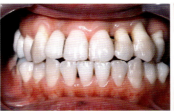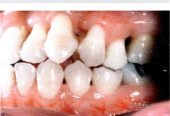
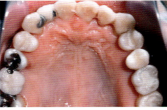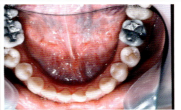

図9 メインテナンス移行時の口腔内（1991年6月）

　2｜欠損部と ｜6 欠損部に接着性ブリッジを装着した．患者のモチベーションも低下することなく，プラークコントロールは安定している．

III-2 チーム医療とコミュニケーション

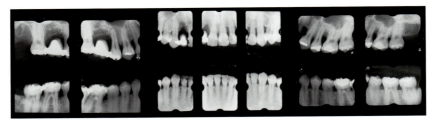

図10 メインテナンス移行時のX線写真
歯槽硬線が明瞭になっている.

歯科医師 - 歯科衛生士間のディスカッションポイント
・メインテナンス間隔をどのようにするか
・メインテナンス時の術者の留意点

▼

ディスカッションの結果……
＊プラークコントロールは安定しているためメインテナンスは3カ月毎とするが，口腔内の状態により変更する.
＊根面露出部位のう蝕予防のため，フッ化物塗布を欠かさず行う.
＊暫間固定部位が外れていると二次う蝕につながるので，確認を怠らない.

Stage 6　メインテナンス期間

歯科医師 - 歯科衛生士間のディスカッションポイント
・患者のセルフケアの状態
・問題点（う蝕はないか？　歯周組織に問題はないか？　暫間固定は外れていないか？）

▼

ディスカッションの結果……
＊口腔内に問題があった場合は，すぐに歯科医師に報告する.

1）初診より4年後　（図11）

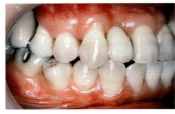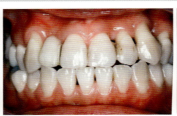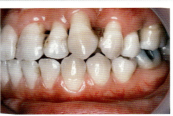

図11 初診から4年後の口腔内（1994年7月）
プラークコントロールは良好に維持されている.

患者背景
・患者さんは就職のため東京へ転居し，生活リズムや環境変化によって食生活の環境が変化.

口腔内情報
・プラークコントロールレベルは落ち着いており，状態は安定しているが，う蝕リスクが高くなる.

歯科衛生士の視点
・患者さんが「忙しくてブラッシングできないことによって歯周病が再発するのではないか」という不安を抱えていたので，歯科衛生士がメインテナンスで手助けすることで，精神的負担の軽減を図りたいと考えた.

2) 初診より10年後（図12, 13）

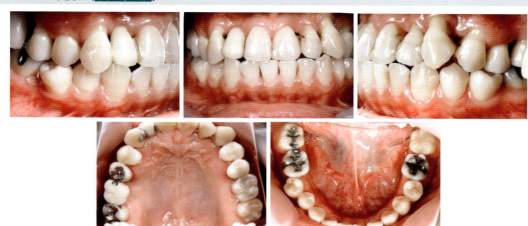

図12 初診から10年後の口腔内（2000年8月）
3┘遠心面と┌6に二次う蝕が認められる．

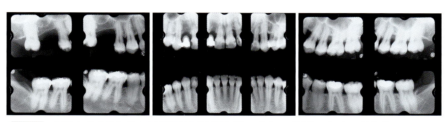

図13 初診から10年後のX線写真（上顎右側のブリッジ脱落のための来院時）

患者背景
・東京から京都に転居．

口腔内情報
・3┘遠心面および上顎左側の固定部位にう蝕，┌6に二次う蝕が認められたため歯科医師に報告．→う蝕治療が行われる．
・前歯部の動揺は認められないため，固定は除去．
・プラークコントロールの徹底が必要（歯科医師より歯科衛生士に指示あり）．

歯科衛生士の視点
・全顎的に歯の近遠心，頬・舌側隅角部のプラークコントロール低下が認められたため，ブラッシングの再指導が必要と考え，TBIを行った．

・患者さんによるセルフケアが難しい各歯の近遠心，頬・舌側隅角部はワンタフトブラシでの清掃を指導した．

3) 初診より12年後．└4部歯周外科処置を実施（図14, 15）

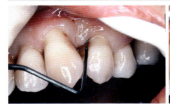 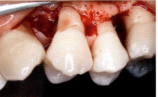 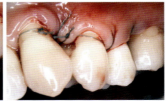 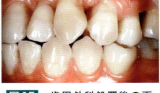

A：歯周外科処置時のプローブ挿入時（7mm）　　B：粘膜弁翻転時（歯槽骨に問題はなかった）　　C：縫合後

図14 初診から12年後の歯周外科処置実施（2002年10月）

図15 歯周外科処置後の再評価時の口腔内（2002年12月）
歯周ポケットは3mmまで改善され，プラークコントロールは安定している．

III-2 チーム医療とコミュニケーション

患者背景
- 結婚，出産，子育てなどによる生活環境が変化した．

口腔内情報
- 生活の変化に伴いプラークコントロールが低下していた．
  → プラークコントロールの不良が続くため，患者さんと相談のうえ歯周外科処置（歯肉剥離搔爬術）を行うことになった．
- 上顎左側臼歯部ではプロービング値が一進一退を繰り返していたが，この頃，|4 近心と |5 遠心のプロービング値が6mm以上あり，歯肉溝からの出血と排膿が認められた．

歯科衛生士の視点
- 歯周外科処置後，歯周ポケットは改善し，プラークコントロールも安定した．
- 第2子妊娠予定のため，妊娠中の口腔内の変化への対処法をアドバイスした．

4）初診より20年後　（図16〜18）

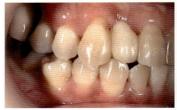 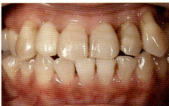 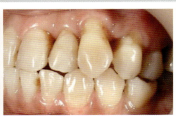

図16 初診から20年後の口腔内（2010年6月）

全顎的にまだ各歯の近遠心，頬・舌側隅角部にプラーク（特に縁下プラーク）が見られ，炎症が再発している．

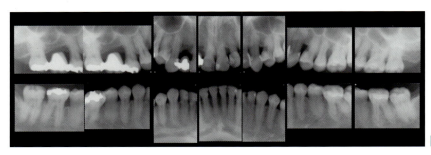

図17 初診から20年後のX線写真

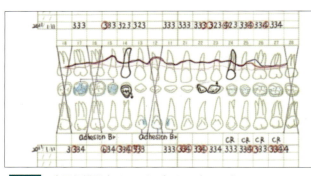 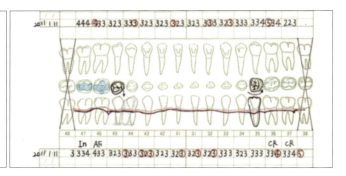

図18 歯周組織診査チャート（2011年1月）
歯肉の炎症が顕著に見られることがわかる．特に |4 遠心口蓋部分は歯周ポケットの値が6mmと深くなっている．

患者背景
- 患者さんは長男，次男とともにメインテナンスに来院．

口腔内情報
- 全体に隅角部にプラークが見られ（特に縁下プラーク），炎症が再発している．

歯科衛生士の視点
- 患者さんは仕事と家事の両立に苦労してプラークコントロールの状態は不安定であるものの，口腔内を健康に維持していきたいという強い希望を持ち続けている．
- しかしながら，上下顎左右臼歯部は予断を許さない状態であることが，歯周組織診査チャートによってもわかった．
- プロフェッショナルケアの間隔を短くしてもらうことを提案した．

5) 初診より 22 年後

患者背景
・多忙のため来院が 2 年あいてしまった．

口腔内情報
・歯間部のセルフケアが十分でないため歯肉に炎症が見られる．

歯科衛生士の視点
・プラークコントロールが十分でなく，歯肉に炎症が見られる．
・来院が 2 年あいてしまったことにより，歯周病が再発し，X 線写真上でも歯石が認められた．
・SRP の提案を行う．

6) 初診より 24 年後（図19, 20）

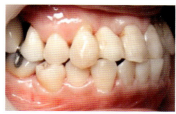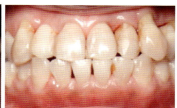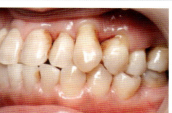
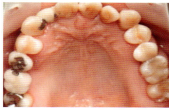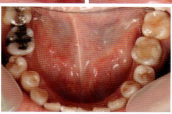

図19 初診から 24 年後の口腔内（2014 年 12 月）
全顎的に歯肉に炎症がある．全顎的ディプラーキングを行った後の写真のため，炎症が強い部分には出血が見られる．

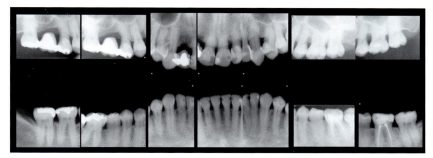

図20 初診から 24 年後の X 線写真（歯槽骨は歯槽硬線も認められ安定している）

患者背景
・仕事が多忙になる．

口腔内情報
・全顎的に歯肉に限局した炎症が認められる．

歯科衛生士の視点
・全顎的にディプラーキングを行っているが，炎症の再発が見られるため，患者さんに口腔内の現状を認識してもらうため，今までの経緯を再度プレゼンテーションして理解してもらう必要があると考え，再プレゼンテーションを行った．

■ 本症例のまとめ

　長期間患者さんの口腔内を観察していくことで，プラークコントロールの状態は患者さんの生活と密接に関係していることがわかり，患者さんのライフステージや生活環境を考慮して対応していくことが必要になります．

　口腔内の変化や患者さんの言動からわかる変化を見逃さないよう，責任を持って患者さんと向き合っていくことが大切です．

III-2 チーム医療とコミュニケーション

2 長期経過症例にみる 歯科衛生士-歯科衛生士間のコミュニケーション

ここでは，本症例の初診時新人だった後輩歯科衛生士（後輩DH）が担当することになった一人の患者さんの歯周治療～メインテナンスにおいて，後輩DHが考えたこと・悩んだこと（**青文字部分**）に対して，先輩歯科衛生士（先輩DH．本症例の初診当時の臨床経験10年）が行ったアドバイスの実例を紹介します．

症例概要
31歳の男性．
初診1999年1月30日．
主訴…歯肉から血が出る．

治療の流れ

■ 担当歯科衛生士の決定（初診時）

初診時，口腔内には全顎にわたり辺縁歯肉の腫脹，発赤があり，プラークが歯面を覆っている状態でした（**図1，2**）．患者さんの年齢が若いこと，骨吸収の程度が軽度であること，歯肉の状態から治癒がわかりやすいと思われるため，新人歯科衛生士が基礎資料収集から担当することになりました．

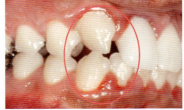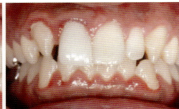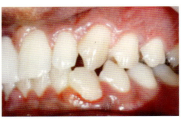
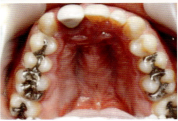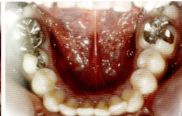

図1 初診時口腔内（1999年5月）
全顎にわたり辺縁歯肉の腫脹，発赤があり，歯面はプラークで覆われている．

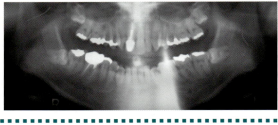

図2 初診時X線写真
全顎的に歯槽骨の吸収はほとんど認められない．|2|は先天的に欠損している．

1 基礎資料収集（歯周組織診査チャート作成，口腔内写真撮影，モチベーション）

歯周組織検査においてプロービングを行った際，後輩DHは患者さんから苦痛と不満を訴えられて悩んでいました．特に患者さんから

- プロービング時に激しい痛みを訴えられて，「毎回こんなに痛いのか？」と聞かれたこと
- 「ブラッシングは痛いし，血が出るのでやりたくない」「ブラッシングは面倒なので，早く治療してほしい」と言われたことについて困っている ▶① と先輩DHに相談がありました．先輩DHは，「モチベーションの失敗」と判断しました．

▶① の時点での後輩DH（新人）の思い・先輩DHからのアドバイス

- 正確なプロービングを行うこと
- 歯周病はどのような病気なのかを患者さんに伝えることが必須と考え，一生懸命やっているつもりだが，患者さんの反応がよくない……．

- 炎症がある歯肉に対してのプロービングは避けなければならない（初期の段階で痛みを与えてしまうと，患者さんのモチベーション低下につながるため）．
- まず歯肉の炎症を抑えるためのブラッシングが必要であることを患者さんに教える．
- モチベーションは1回だけではない．患者さんと関わるたびにできるので，「これだけはわかってほしい」という要点1つに絞って話す（歯科が苦手，デンタルIQが低い患者さんであればなおさら）．

2 染め出しによるプラークスコア採得とブラッシング指導

患者さんのプラークスコアを測定すると100%であったことから、後輩DHは患者さんに模型と口腔内写真を示して、現状を理解してもらうよう努めながら、染め出しで赤く染まったところをみがくようブラッシング指導を行いましたが、患者さんが話をあまり聞いていない様子であることに困っている ▶② と先輩DHに相談がありました。先輩DHは、これも「モチベーションの失敗」と判断しました。

②の時点での後輩DHの思い・先輩DHからのアドバイス

- ブラッシングの重要性をわかってもらうため、とにかくよくみがくように指導しているが、患者さんが話を聞いてくれない……。

- 再モチベーションを行い、なぜブラッシングを行う必要があるのか？について説明することが必要。──**ブラッシングは汚れを落とすだけではなく、歯周病を治すことにつながることを説明**。
- 患者さんの生活習慣にどのようにブラッシングを取り入れてもらうか考えることがポイント──みがくことが嫌いなのか？みがく時間がないのかなど、患者さんのライフスタイルを把握するとともに、少しずつ必要なポイントを指導する。
- ブラッシングにおいて患者さんができている、**よいポイントがあればほめることも必要**。

3 グロススケーリング、SRP、再評価を経て、歯周初期治療終了、矯正治療開始

歯周初期治療終了後、3⎦と⎣1間の空隙の閉鎖のための矯正治療が行われました（**図3**）。

後輩DHは、来院回数が増えたこともあり、患者さんのブラッシングは定着していると判断し ▶③、来院時には必ず"王様の歯ブラシ"（129頁参照）を行いました。

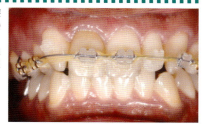

図3 歯周初期治療後の口腔内（1999年9月）

3⎦と⎣1間の空隙閉鎖のための矯正治療を行っている。

③の時点での後輩DHの思い・先輩DHからのアドバイス

- 患者さんのブラッシングは定着している。

- ブラッシングは定着しているようだが、歯間ブラシなどによるケアはできていないことが歯肉の状態からわかる。
- 初診時からの口腔内写真の推移を観察し、炎症がある歯肉について理解するようにアドバイスを行う。

4 メインテナンスへの移行

2000年1月にメインテナンス期に移行することになりました（**図4**）。

後輩DHは患者さんの口腔内について、全体的に炎症が改善したと評価していました ▶④ が、先輩DHは後輩DHに、

- 歯ブラシによるケアはできているが、歯間部のケアが不十分であり、歯間部のケアを最優先してもらうことが必要であること

をアドバイスしました。

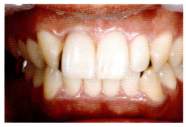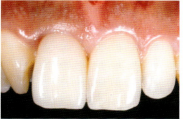

図4 メインテナンス移行時の口腔内（2000年1月）

④の時点での後輩DHの思い・先輩DHからのアドバイス

- 患者さんのブラッシングは定着している。

- ブラッシングは定着しているようだが、メインテナンス間隔が開いてしまうとまた歯周病を再発するリスクが高いため、メインテナンス来院を促し、患者さんのモチベーションを向上させる必要がある。

メインテナンスの経過

メインテナンス間隔は当初は2カ月に一度とし患者さんの口腔内の状況やプラークコントロールの状況をみてメインテナンス間隔をあけていくという計画を立てました．

しかしながら患者さんは，最初の半年から1年までは医院が提案する来院間隔に応じていたものの，仕事が忙しく，口腔内のメインテナンスよりもう蝕治療が優先されることになり，口腔内の環境は必ずしもよい状態が保たれていません．

1 メインテナンス初期（2000年3月）

図5はメインテナンス開始2カ月後の口腔内写真です．

後輩DHは患者さんから，下顎の金属の修復物（図1参照）について，「金属ではなく，白いものにしたいが，どのような方法があるのかを教えてほしい」と相談を受けました．後輩DHはセラミック素材で治す方法があることを伝えました▶⑤．

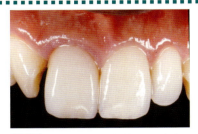

図5 初診より2年後の口腔内（2001年3月）

⑤ の時点での後輩DHの思い・先輩DHからのアドバイス

- セラミックスという材料について説明．

- 材質説明も必要だが，よりよい精度で作られた修復物は歯周組織にも優しいことを伝える．
- 金属が口腔内にあることによるアレルギーのリスクの話もする．
- セラミックス以外の材料についても伝え，違いについて話す．
- さまざまな治療法について知っておくことも大切であり，新たな情報を患者さんに与えることで患者さんのデンタルIQを向上させていく．

2 初診より4年6カ月後（2003年8月．図6）

全顎的に炎症が認められ，後輩DHは再ブラッシング指導とSRPを行いましたが，この際に患者さんから，
- 「痛い痛い！」と大騒ぎをされたこと
- 「忙しくて歯をみがけない」と言われたこと

について悩んでいました▶⑥．

先輩DHとしては，歯面のブラッシングはできているものの，歯頸部はみがけておらず歯間部のケアは行われていないことを推測し，ブラッシングの必要性と再指導の必要性を感じました．

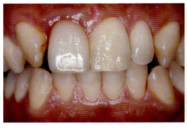 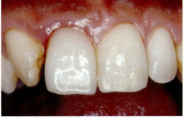

図6 初診より4年後の口腔内（2003年8月）
全顎的に炎症がみられ，特に⏍1⏍の修復物辺縁には顕著な炎症が認められる．

⑥ の時点での後輩DHの思い・先輩DHからのアドバイス

- 全顎を完璧にみがけるように再指導が必要．
- 痛くてもみがいてもらう．
- 早く炎症をとるためにSRPを行う．

- 患者さんに「なぜ痛いのか」を説明することが必要．
- **ポイントブラッシング（特に炎症が強いところだけを力を入れず重点的にみがいてもらうようにする）を指導する**——全部の歯をみがかせようとしないこと．
- 患者さんができないことを医院で行うので，何とかブラッシングの時間を作ってもらうように提案する．
- 痛みがあるときにはSRPはできない．
- SRPの際は，「痛みを伴うかもしれない」という事前情報を患者さんにしっかり伝える．

3 初診より10年後（2009年1月．図7）

患者さんは多忙のためメインテナンス来院が途絶えがちになり，この日は3年ぶりの来院となりました．歯肉に炎症がみられ，歯面のプラーク付着量も多くなっています．

これはメインテナンス期間が空いてしまったことで歯周病が再発しているためと判断されたため，再モチベーションを行うとともに，全顎的なSRPを行いました．

後輩DHは，モチベーションにおいては，現状の口腔内の状態を患者さんに知ってもらい，このまま進むとどうなってしまうかを伝えることがポイントと考えました ▶⑦．

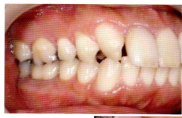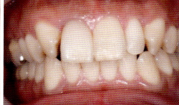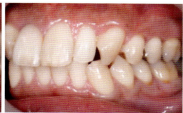
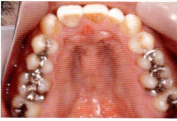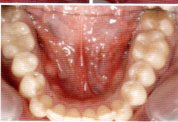

図7 初診より10年後の口腔内（2009年1月）
歯肉の炎症が見られ，歯面のプラーク付着量が多い．

⑦の時点での後輩DHの思い・先輩DHからのアドバイス

- 再モチベーションでブラッシングの重要性を伝える．
- 全顎を完璧にみがけるように再指導が必要．
- セルフケアが定着していない．

- ブラッシングの必要性は理解していて，またセルフケアも定着しているようであるものの，"正しくみがく"という行動につながらず，プラークスコアが改善されない場合もある．
- 患者さん自身の不器用さも理由の一つと考え，ブラッシング指導においては，電動歯ブラシの使用を提案する．

4 初診より14年後（2013年10月．図8，9）

患者さんは海外勤務となり，またメインテナンス間隔が長く空いてしまいました．歯肉の炎症が見られ，特に 1| の炎症が強く残り，歯周病の再発が認められました．後輩DHは再モチベーションとブラッシング指導が必要と考えました ▶⑧．

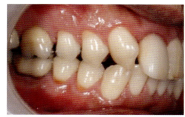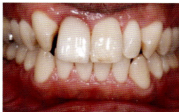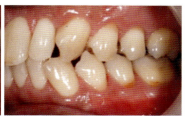
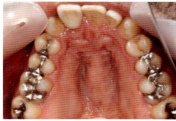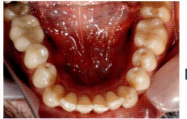

図8 初診より14年後の口腔内（2013年10月）
特に 1| に炎症が強く残っている．

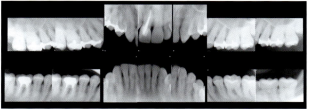

図9 初診より14年後のX線写真
歯槽骨の吸収は認められない．上下歯の隣接面コンタクト直下には歯石が見られる箇所がある．

III-2 チーム医療とコミュニケーション

⑧の時点での後輩DHの思い・先輩DHからのアドバイス

- 再度のモチベーションとブラッシング指導が必要.

- 患者さんのライフスタイルを把握し，患者さんの指導ばかりに目を向けないことも必要.
- 患者さん自身でできない部分をプロフェッショナルケアで補うため，来院間隔を短くしてもらうことをすすめる.

---

5 初診より15年後（2014年11月．図10）

前回のブラッシング法の見直し以降，患者さんは継続してしっかりみがいているため，歯肉の辺縁に発赤・腫脹は見られるものの，歯面（特に隅角部）に光沢が認められました．さらに，1カ月後に再来院してもらった際には，歯肉辺縁の発赤・腫脹は消退しつつありました．

多忙な患者さんではありますが，これからも来院間隔を短くしてもらい，セルフケアとプロフェッショナルケアの両輪で炎症の消退を図っていくことが重要であると二人の歯科衛生士は考えています．

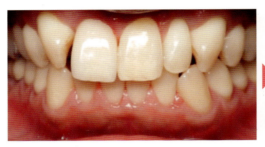
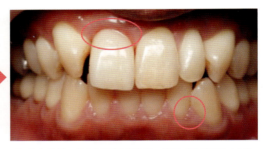

A：歯肉辺縁に発赤・腫脹は見られるが，歯面（特に隅角部）は光っていて，プラークコントロールが定着している．

B：1カ月後．歯肉の辺縁の発赤・腫脹（○部分）は消退しつつある．

図10 初診より15年後の口腔内（2014年11月）

■ 本症例のまとめ

メインテナンスはゴールではなくスタートです．

メインテナンスに入ってからの道のりは長く，いかに患者さんのモチベーションを維持し，来院の中断を防ぐかが大きな課題となります．そのためには，患者さん-歯科医師-歯科衛生士の信頼関係を築くことが必要であり，また，良好な口腔内の状態を維持するには患者さん自身の役割がとても重要であることを理解してもらうことが必要となります．

新人の頃は，一生懸命努力していても，結果につながらない時期が誰にでもあると思います．そんな中，患者さんに助けられたり，患者さんから学んだりして，患者さんにかかわりながら問題を解決していくことで，自身の成長へとつながっていきます．また，先輩歯科衛生士のアドバイスを受けながら，少しずつ自分なりに考える力を身につけていくことも重要です．

Appendix

長期継続メインテナンス力アップのための

臨床で活きる Q&A

（枠内の★の数は手技・対応の難易度）

Q 01
SRPはどの順番で行えばよいのですか？
またいつから始めればよいですか？

★

Answer

　患者さんの病態は術者のスキルによって変わります．たとえば排膿している箇所があれば，その部位から最初に炎症の早期の消退を見込むためそこだけSRPを行う場合もあります．またプロビジョナルレストレーションを早く装着したい場合は，その部位の歯周治療を優先したりとさまざまです．
　しかし上記のような理由がない場合，患者さんの歯周組織の反応を確認したり，術者のスキルを考慮した場合は下顎前歯部からSRPを行います．
　下顎前歯部→上顎前歯部→下顎臼歯部→上顎臼歯部とSRPを進めていきます（Ⅰ編参照）．
　前歯部は単根であり，上顎に比較するとSRPを行う面積が小さいので，まず下顎前歯部から行います．下顎臼歯部と上顎臼歯部では，上顎と比較して根の数が少ないために下顎臼歯部から行います．
　また治療の期間に制限がある場合，臼歯部に関しては上下顎右側臼歯部が終了後，上下顎左側臼歯部へとすすめ，まず片側でしっかりかめるように配慮するということも併記しておきます．たとえば，右下臼歯部を行い術後の問題（知覚過敏など）が解決しない状態で左下へと進んでしまうと，患者さんは右でも左でもかみにくいという問題が出てしまうからです．

Q 02
歯石が取れているのか，取れていないのかわかりません．

Answer

　大切なことは，いつも3Aエキスプローラーで歯根面を探り，触知して歯石の有無を確認することができるようになることです．3Aエキスプローラーでの根面の探知は練習が必要です．抜去歯を用いて練習することも必要です（**93頁参照**）．
　また拡大鏡を装着することによって視野が拡大されて明瞭になり的確なSRPを行えます．
　歯周外科処置の際には，歯科医師のアシスタントを行いながら，自分がSRPを行った歯根面を明視下で確認することも後学につながります．

Q 03
歯根面のルートプレーニングは何回行えばよいのですか？

Answer

　3Aエキスプローラーで探り歯根面の滑沢な状態が触知できたら終了とします．そのため何回という決まりはありません．常に3Aエキスプローラーで歯根面を探り状態を確認することが重要です．オーバーインスツルメンテーションによって象牙質を削りすぎ，歯根を変形させたりすることは厳禁です．

Q 04
動揺している歯にはどのように SRP を行えばよいですか？

Answer
　動揺している歯は，まず歯科医師に固定をしてもらいます．
　固定を行わないで SRP を行うと，確実なキュレット操作ができません．またひいては二次性咬合性外傷を引き起こすことにつながります．

Q 05
根分岐部の歯石を取り残してしまいます．どうすればよいですか？

Answer
　根分岐部の形態に適したスケーラーの選択が必要です．根分岐の形態や状態はさまざまであるために刃部が短いスケーラーや使用を続け刃部が細くなったキュレットを用い，またストロークの方向を根分岐部の形態に応じて考えることも大切です（117 頁参照）．

Q 06
いつも歯科医師から歯根遠心隅角部に歯石の取り残しがあると指摘されます．

Answer
　SRP の開始を歯根遠心隅角部からスタートしましょう．
　ハンドルをわずかに回転し刃部の先端 1/3 を歯根面に適合させた状態で，隣接面に向かうストロークを行います．ストロークの幅が大きい場合も取り残しがあるためストロークの幅は小刻みに行うことが必要です．

Q 07
SRP 時には浸潤麻酔を行ったほうがよいですか？
どんなときにすればよいですか？

Answer
　当院では原則として，4mm 以上の歯周ポケットを有する場合は，浸潤麻酔下にて施術を行います．痛みの感じ方には個人差がありますが，歯肉縁上のグロススケーリングを行う場合でも痛みを感じる患者さんには麻酔を行います．
　大切なことは，患者さんが痛みを感じることなく，術者が的確に SRP を行えるかどうかです．

Q 08 歯間の汚れを取るには，フロスと歯間ブラシではどちらが第一選択ですか？

Answer

患者さんの口腔内の状況により変わります．

たとえば骨吸収の度合いにより，歯間部にブラシが通る状態であれば，第一選択は歯間ブラシです．患者さんの歯間に応じたサイズを選択しましょう．その際に数種類のサイズを選んでしまうと，患者さんはどの部位にどのサイズを選択すればよいか混乱するので，2種類ぐらいまでにとどめる必要があります．

歯根が露出している患者さんには，根面う蝕予防のためにも歯間ブラシを選択します．

歯間部にブラシが入らない，歯冠乳頭の歯肉を変化させたくない（前歯部に補綴物が装着され歯間ブラシの不適切な使用により歯肉退縮を招きそうな場合），もしくは歯根近接歯，隣接面う蝕が多い場合，またすべてが天然歯の患者さんには，フロスが第一選択です．

Q 09 シャープニングストーン（砥石）は何を使えばよいですか？

Answer

タッチアップに適し，滅菌できるという理由からファインセラミックストーンを使用します．

ブレード（刃部）の形態を大きく変える必要がある場合は，アーカンサスストーンやインディアオイルストーンを使用する場合もあります．

Q 10 歯周外科処置を歯科医師に依頼するタイミングはいつですか？

Answer

当院では以下のような場合は，治療計画立案時に歯周外科処置の必要性を患者さんに話しています．
① 初診時の歯周組織診査時…6mm以上の歯周ポケットを有し，デンタルX線写真上で歯槽骨欠損が認められる場合．
② 歯周初期治療終了後の再評価時…プロービング値が4mm以上で歯槽骨欠損が存在する場合．

SRP終了後の再評価を経て，すみやかに歯周外科処置に移行します．

Q 11 患者さんのブラッシングが上達しません.

Answer

　患者さん自身が頑張ってブラッシングを行っていても，術者からすると，みがけていないと判断してしまうこともあります．問題はさまざま考えられます．患者さんに寄り添って，患者さんの生活背景を考慮してあげることも必要です．もしかすると忙しく歯みがきの時間がないのかもしれません．

　毎回できていないからといって，ブラッシング指導ばかりに終始してしまうと患者さんも治療がいやになってしまいます．

　患者さんの状況を詳しく知り，また術者が行った指導が的確であったか？　自分の指導状況を振り返ることも必要です．プラークの染め出しを行っても「赤いところを落として下さいね」と患者さんに伝えることだけでは不十分です．「赤く染まっている箇所は，細菌の温床であり，除去することによって歯周組織を健全に保つことができます」といった説明が不可欠です．

　また，患者さんが多くのことを一度に理解することは不可能です．少しずつ情報を提供し，あれこれ口腔内清掃の補助器具をたくさん指導するのではなく，まず，1種類の補助器具から指導し，ステップを追って上達してもらうくらいがよいのではないかと思います．患者さんができないところを医院側が補って，いわゆるPTC（professional tooth cleaning）を行うことによって，患者さんの健康への道のりを手助けしてあげましょう．

Q 12 SRP後，患者さんの来院が途絶えがちです…….

Answer

　SRP後に知覚過敏や，痛みを生じ，それが原因となっていないか，自分の手技を再確認することが必要です．術者が
　① SRPの際，過剰にセメント質を除去していないか？
　② キュレット操作の際，カッティングエッジを歯根面に沿わせていないことによって歯肉を傷つけていないか？
の2点に注意することによって，「しみる」「痛い」はかなり回避できます．むろんSRP後，高濃度フッ素塗布を行ったり，フッ素入りのペーストを用い歯根面をできるだけ研磨することも必要です．術後疼痛がないように鎮痛薬を処方してもらうこともあります．

　術後起こりうることと，それに対する対処法はすべて患者さんに話しておくことが大切で，このことによって患者さんの不安をかなり解消できます．

Q 13 プロービング値が改善しません．

★★★

Answer

経験が浅い歯科衛生士は，患者さんの口腔内をしっかり認識しておらず，ひたすらブラッシング指導を繰り返している場合があります．歯周ポケットが改善しないのは，改善しない理由があるため，1つずつ原因を除去していきましょう．

患者さんのプラークコントロールが良好でも，以下の要因によって改善されないことがあります．

1）術者サイドの要因；歯石の残存

歯肉縁下の歯根を直視できない状態での手探りの処置のため，キュレットのインスツルメンテーションに習熟しなければ的確なルートプレーニングは行えません．

たとえば歯石を除去できず，歯石表面を研磨してしまっているだけの場合があります．その場合，探針で探っても歯石の存在は確認しにくく見落としかねません．また歯石除去が困難になります．ポイントは，

①歯根面とグレーシーキュレットのラストシャンクが平行か？
②頻繁に歯根面を探針で探って確認しているかどうか？
③処置前と処置後の歯根面の比較を3A エキスプローラーで探ることによって確認できているかどうか？

です．また，患者さんの

・歯の周りの複雑な骨欠損形態（図1〜3）
・歯根の特異的な形態
・小帯の付着位置（高位）（図4）
・不適合修復物の存在（図5，6）
・負担加重

などは，歯周環境を悪くさせる解剖学的・生理学的要因となるので，施術にあたっては注意が必要です．

2）患者のプラークコントロールが不良の場合

再評価まで患者さんの治療の進み具合も重要です．歯周初期治療中に患者さんの来院が途絶えがちになって，プラークコントロールが定着しない場合が最も困ります．

図1 骨欠損形態が複雑な症例へのSRP-1．術前およびSRP実施時の状態

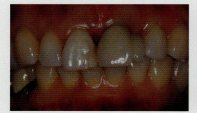 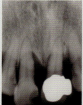 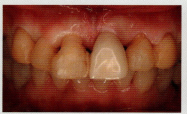 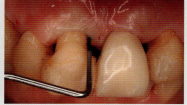

A：術前の口腔内　　B：術前のデンタルX線写真　　C：SRP後の口腔内．歯肉の炎症は見かけ上消退している．　　D：同部位拡大．プローブを挿入すると，歯周ポケットが深く残っていることがわかる．

図2 骨欠損形態が複雑な症例へのSRP-2．歯周外科処置時の状態

根の形態異常があるため，非明視下で器具を到達させることは困難であることがわかる．また，カッティングエッジと歯根面のなす角度が適切でないと，歯石は研磨された状態で残存してしまう．

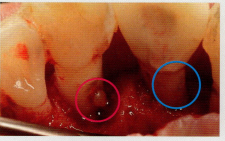 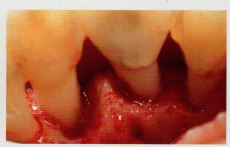

A：歯周外科処置時の舌側拡大写真
　○：歯根部セメント質の変形と歯石の取り残しが見られる．
　○：歯石が残存．歯石は除去されず研磨されている．

B：ルートプレーニング後の同部位の拡大写真

図3　骨欠損形態が複雑な症例へのSRP-3.術後の状態

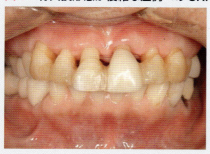 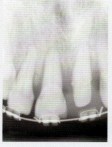 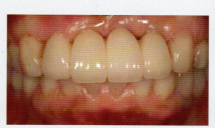 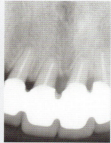

A：術後4カ月の口腔内．歯肉の炎症が消退していることがわかる．

B：術後8カ月のデンタルX線写真（矯正治療開始時）

C：メインテナンス時の口腔内

D：同部位のデンタルX線写真

図4　小帯の牽引により歯周環境が悪化する場合

小帯の牽引によってプラークコントロールが妨げられるため，常にプラークが残ってしまう．またプロービング値の改善も難しい．

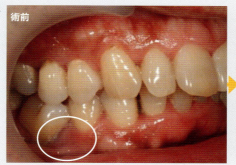 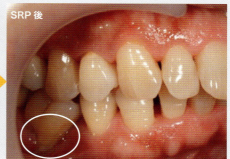

図5　不適合修復物の存在により歯肉の炎症が改善しない症例

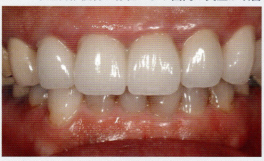 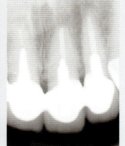

プロービングは2〜3mmであるにもかかわらず，歯肉から排膿が見られる．生物学的幅径を侵襲してしまった歯冠修復物(特に唇側部)が装着されていることが大きい原因と考えられる．

このような場合，歯周治療のみで炎症を改善することはできない．すぐに歯冠修復物を撤去し，なおかつ歯周形成外科処置が必要となることがある．

図6　生物学的幅径（biologic width）

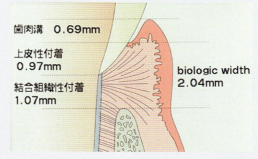

歯周組織の恒常性を知るため，Gargiuloは1961年に上皮性付着と結合組織の恒常性に関する基本的数値（biologic width）を報告している．

これは創傷治癒により歯肉炎が自然に位置するレベルを推定するための参考指標となる．歯冠修復物と歯周組織の関係性を把握するために必要なので，しっかり理解することが必要である．

Q 14
SRPの後，歯肉が腫れたと患者さんが来院しました．どうすればよいですか？

★★★

Answer

深い歯周ポケットが存在する場合，このような結果を引き起こす可能性があります．速やかにオープンフラップキュレッタージ（歯周外科処置）が必要になります．

このような場合，治療計画を話す際，早期の歯周外科処置が必要であることを患者さんに事前に説明します．説明が行われていないと，「治療しているのに腫れる」という患者さんの不信感につながりかねません（図7〜10）．

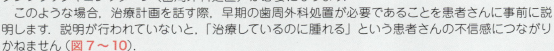

図7 SRP後に生じた歯肉の炎症に対し，緊急避難的歯周外科処置が必要になった症例-1．SRP後に生じた歯周膿瘍

A：術前．全顎的に歯頸部歯肉に発赤，腫脹，排膿が見られる．SRP後，歯周外科処置の必要性を患者に話し，歯周治療がスタートした．

B：SRP後，患者は仕事の都合で来院が途絶えたが，上顎右側歯肉の腫脹のため再来院した．歯周膿瘍を発症している（○）．

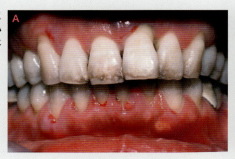

図8 SRP後に生じた歯肉の炎症に対し，緊急避難的歯周外科処置が必要になった症例-2．深い歯周ポケットと炎症発生の関係

深い歯周ポケットが存在する症例では，このような膿瘍の発症を引き起こす可能性があるため，早期の歯周外科処置が必要であることを事前に患者に説明しておく．これにより患者とのトラブルを避けることができる．

A：歯肉縁下深くに位置する歯石やプラークの除去は困難であり，手探りの作業では取り残しやすい．

B：歯肉溝付近の上皮付着による創傷の治癒は早期に起こるため，内在された炎症性病変は組織の深部で増殖し，歯肉腫脹を招来し，排膿路を求めて腫脹をきたす．このような状態が繰り返されるたびに歯槽骨はさらに破壊され，付着の喪失が進行する．

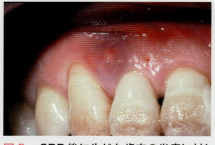 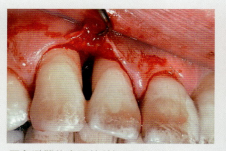 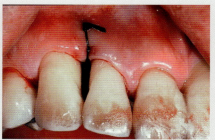

図9 SRP後に生じた歯肉の炎症に対し，緊急避難的歯周外科処置が必要になった症例-3．歯周外科処置の実施

3⏌と⏋2⏌の歯間部で全層弁により頬舌的に歯肉を剥離し，歯肉弁内面の炎症組織の除去とルートプレーニングを行う（歯槽骨は原則として削除しないようにする）．

図10 SRP後に生じた歯肉の炎症に対し，緊急避難的歯周外科処置が必要になった症例-4．術後の状態

A：1年後の同部位
B, C：11年後の同部位とデンタルX線写真

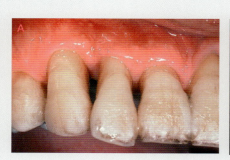 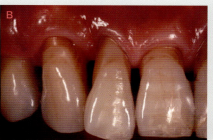 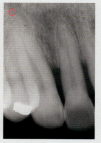

Q 15
患者さんがメインテナンスに継続的にきてくれません．どうすればよいですか？

Answer
患者さんのモチベーションはしっかりできていましたか？
メインテナンスの重要性は，患者さんが医院を訪れたときから説明することが大切です．

Q 16
年上の患者さんに対してモチベーションを行う際に，どのように話しかければよいのかがわかりません．

Answer
たとえ患者さんが年上であっても，歯科衛生士は資格を持ったプロフェッショナルですから，自信を持って接することが大切です．
患者さんに接するうえで必要な3つのポイントを列記するので覚えておいてください．

①**健康観・価値観は個人によって違いがある**ため，患者さんをよく観察し，理解するように努めましょう．
②たとえ患者さんが誤った認識を持っている場合でも，**はじめから患者さんの言動を否定せず，まず話を聞いてあげましょう．**そして時間をかけて，こちらの考えを伝えます．
③患者さんに理解してほしいことは，**同じ内容のことがらについて，表現を変えて複数回話す**ようにしましょう．さらに，話した内容を患者さんが理解しているかを確認することによって，患者さんの理解が深まるように配慮します．

Q 17
歯科医師との連携がうまくとれません．どうすればよいですか？

Answer
歯周治療に限らず，歯科医療はチームで行っていくことが大切です．日頃から院内で歯科医師，歯科衛生士，歯科技工士，コデンタルスタッフ同士がコミュニケーションをとれるように心がけることが必要です．
患者さんの治療計画についてだけではなく，患者さんから得られた日常のちょっとしたできごとなど，ミーティングを定期的に重ねて行い，その患者さんの情報交換を行いましょう．このことをインターディシプリナリーアプローチ（interdisciplinary approach；それぞれの立場のスタッフが連携して，一人の患者さんによりよい治療を行っていくこと）といいます．

References

1) 茂野啓示：新 一から学ぶ歯周外科の手技．医歯薬出版，東京，2005．
2) Matsuishi-Pattison, A. and Pattison, G.L.: Periodontal Instrumentation (Second edition). Prentice Hall, Upper Saddle River, New Jersey, 1991.
3) Nield-Gehrig, J.S.: Fundamentals of Periodontal Instrumentation & Advanced Root Instrumentation (Seventh edition). Lippincott Williams & Wilkins, Philadelphia, 2012.
4) Stambaugh, R.V. et al: The limits of subgingival scaling. *Int. J.Periodont. Restorat. Dent.*, **1** (5): 30, 1981.
5) Stambaugh, R.V.: Personal communication in USC continuing education extension program. 1985.
6) Gargiulo, A.W. et al.: Dimensions and relations of the dentogingival junction in humans. *J.Periodontol.*, **32**: 261〜267, 1961.
7) Waerhaug, J.: Healing of the dento-epitherial junction following subgingival plaque control. II: As observed on extracted teeth. *J.Periodontol.*, **49** (3): 119〜134, 1978.
8) Linde, J. et al.: Progression of periodontal disease in adult subjects in the absence of periodontal therapy. *J.Clin. Periodontol.*, **10**: 433, 1983.
9) Selving, K.A.: Structure and metabolism of the normal periodontium. International Conference on Research in the Biology of Periodontal Disease (Klavan, B. et al. eds.). University of Illinois College of Dentistry. Chicago, 1977, 2.
10) Glossary of Periodontic Terms. *J.Periodontol.*, **57** (Suppl.), 1986.
11) Page, R.C. and Schroeder, H.E.: Pathogenesis of inflammatory periodontal disease. A summary of current work. *Lab.Invest.*, **4**: 235, 1976.
12) 藤田恒太郎：歯の解剖学．金原出版，東京，1998．
13) Buchanan, S. and Robertson, P.: Calculus removal by scaling / rootplaning with and without surgical access. *J.Periodontol.*, **58**: 159, 1987.
14) O'Leary, T.J.: The impact of research on scaling and root planing. *J.Periodontol,*, **57**: 69, 1986.
15) Badersten, A. et al.: Effect of nonsurgical periodontal therapy. Severely advanced periodontitis. *J.Clin. Periodontol.*, **11**: 63, 1984.
16) Hunter, R.K. et al.: The effectiveness of hand versus ultrasonic instrumentation in open flap root planing. *J.Periodontol.*, **55**: 697, 1984.
17) Barrington, E.P.: An overview of periodontal surgical procedures. *J.Periodontol.*, **52**: 518, 1981.
18) Rabbani, G.M. et al.: The effectiveness of subgingival scaling and root planing in calculus removal. *J.Periodontol.*, **52**: 119, 1981.
19) Kaldahl, W.B. et al.: Evalation of four modalities of periodontal therapy: Mean probing depth, probing attachment level and recession changes. *J.Periodontol.*, **59**: 783, 1988.
20) Annals of periodontology: 1996 World Workshop in Periodontics: vol.1, No.1. A publication of the American Academy of Periodontology.

Index

あ

アーカンサスストーン 170
アフターファイブキュレット 105
アポイントメント 122
インスツルメンテーション 32, 77, 172
インスツルメント 85
インタースペースブラシ 156
インターディシプリナリーアプローチ 175
インディアオイルストーン 170
インプラント 146
──のメインテナンス 146
インプラント体 146
う蝕 121, 164
う蝕予防 158
エアスケーラー 31, 106
エナメル真珠 49
エナメル滴 49
エナメル突起 49
エナメルパール 49
エンドトキシン 93
炎症 101
──の抑制 103
王様の歯ブラシ 129, 163
オーバーインスツルメンテーション 93, 96, 168
オーバーラップ 50, 52, 72, 74, 77, 78, 93, 94, 99
オープンフラップキュレッタージ 174
オーラルフィジオセラピー 103, 123, 127

か

ガーゼ 115
カッティングエッジ 5, 87
カリエスコントロール 121
カリエスリスク 126
カリエスリスク検査 121, 126
カリオグラム 126
下顎右側小臼歯部頰側への施術 48
下顎右側小臼歯部舌側への施術 54
下顎右側大臼歯部頰側への施術 50
下顎右側大臼歯部舌側への施術 55
下顎左側小臼歯部頰側への施術 56
下顎左側小臼歯部舌側への施術 58
下顎左側大臼歯部頰側への施術 57
下顎左側大臼歯部舌側への施術 59
下顎前歯部舌側への施術 29, 32
下顎前歯部叢生歯列 32
下顎前歯部唇側への施術 28, 30
観察力 142
患者教育 142
間接照明 29, 32, 39, 42, 54〜58, 71
含嗽 156
キュレッタージ 5
キュレットワーク 101
共感力 142
鏡視 8〜10, 16〜22, 29, 32, 39, 42, 50, 54〜59, 66, 68, 70〜72, 74, 76, 78, 115
鏡面像 5, 6
局所麻酔後の食事 138
近心根面溝 76, 77
グレーシータイプキュレットスタンダード 28
グレーシータイプキュレット 5, 86, 87, 105
グレーシータイプキュレットミニファイブ 5, 27
クローズドイン 53
クローズドキュレッタージ 155
グロススケーリング 123, 132, 149, 155, 169
楔状欠損 62
継続的来院 125
コンタクトエリア 40, 116
コンタクトポイント 48, 50, 54, 115, 116
コンポジットレジン（CR）充塡物 148
コンポジットレジン修復 151
口腔衛生指導 103
口腔内記録用カメラ 107
口腔内写真 121, 140, 162
口腔内所見 130, 133
咬合の制御 103, 104
骨縁下ポケット 51
骨欠損 121

固定 85
固定法 90
根尖病変 121
根分岐部 52, 105, 169
根分岐部病変 60, 81
──の診査 117
根面露出部位 156

さ

サイドポジション 7, 25, 97
再評価 123, 155
暫間固定 158
ジェットポリッシャー 145
シャープニング 5, 87
シャープニングストーン 88, 170
シャンク 5
歯間鼓形空隙 77, 81
歯間ブラシ 103, 128, 138, 163, 170
歯間隣接面のセルフケア 128
歯根面を「探る」 135
歯根面を「確かめる」 135
歯周外科処置 34, 44, 60, 147, 159, 174
歯周疾患 101
歯周組織診査 121, 136
歯周組織診査チャート 118, 135, 136, 139, 155, 157, 160
──作成 118, 162
歯周病リスク評価 125, 131
歯周ポケットの検査 113
歯石除去 86, 138
歯石の触感 93
歯槽骨欠損 113
歯肉を「押さえる」 135
歯肉剝離搔爬術 123, 155
歯肉弁翻転 147
歯面研磨 138, 144
歯面研磨用コントラアングル 106
歯面清掃器具 106
執筆状変法 86, 144
斜切痕 43
手用スケーラー 105
術者の手技 142
術者みがき 129
処置時のポジション 97

Index

上顎右側小臼歯部頬側への施術　66
上顎右側小臼歯部口蓋側　70
上顎右側大臼歯部頬側への施術　68
上顎右側大臼歯部口蓋側　71
上顎左側小臼歯部頬側への施術　72
上顎左側小臼歯部口蓋側への施術　76
上顎左側大臼歯部頬側への施術　74
上顎左側大臼歯部口蓋側への施術　78
上顎前歯部唇側への施術　38, 40
上顎前歯部舌側への施術　39, 42
振動型器具　106
診査・診断　112, 154
刃部　5, 87
3A エキスプローラー　25, 30, 41, 61, 76, 86, 91〜93, 96, 99, 117, 135, 168, 172
スケーリング　102, 139, 155
スケーリング・ルートプレーニング　5, 101, 102, 142
スタンダードキュレット　105
ステイン　138
ストローク　25, 91
ストローク長さ　91
ストローク方向　91
水平ストローク　31, 41, 51, 52, 55, 57〜59, 61, 62
垂直ストローク　29, 30, 33, 39, 40, 41, 48, 50〜53, 56〜59, 61, 66〜69, 78, 94
セメント-エナメル境　49, 72, 77
セラミッククラウン修復部　145
セルフケア指導　32, 138
生物学的幅径　173
接着性ブリッジ　157
舌側歯頸溝　43
染め出し　112, 127, 163, 171
双眼ルーペ　106
叢生部位　61

た

ダウンストローク　89
タッチアップ　87, 88, 170
単屈曲型　5, 25, 37
チーム医療　153
チェック棒　89
知覚過敏　138
治療計画　120, 123, 155
治療計画立案　120, 154
長期メインテナンス　111, 142, 153
超音波スケーラー　31, 106
直視　6, 8〜14, 16〜22, 28, 30, 38, 40, 48, 50, 54〜59, 66, 68, 70, 71, 72, 74, 76, 78
ディプラーキング　144, 145, 161
デンタル IQ　111, 122, 141, 164
デンタル X 線写真　135, 140, 146, 170
手首前腕運動　51, 66, 68, 73, 75, 90, 92
天然歯　146
伝達力　144
電動歯ブラシ　165
トゥ　5, 87
砥石　88, 170
動揺歯の固定　104

な

ナイトガード　151
二次う蝕　154, 158, 159
粘膜弁翻転　159

は

バックポジション　7, 25, 97
パノラマ X 線写真　146
ハンドル　5, 87
歯の動揺度の診査　117
歯ブラシ　103
ヒール　33, 89
ピンセット　117
病原性プラークの除去　144, 145
広がるフロス　146
ファインセラミックストーン　170
フィンガーレスト　25, 90
フェイス　5, 87
フッ化物　107, 144
フッ化物塗布　158
プラークコントロール　70, 101, 113, 127, 132, 134, 135, 140, 156, 157, 159, 160, 161, 172
プラークスコア　112, 127, 132, 137, 140, 148
プラークスコア採得　163
プラークスコアチャート　157
プラーク付着部位　127
プラスチックスケーラー　146
ブラッシング　123, 127, 162, 164, 166, 171
ブラッシング指導　101, 112, 128, 131, 132, 140, 148, 149, 155, 163, 165, 172
ブレード　5
プレゼンテーション　133, 161
フレミタス　144
——の診査　118
フロス　103, 128, 138, 170
プロビジョナルレストレーション　155, 168
プロービング　30, 40, 49, 62, 71, 113, 114, 123, 135, 137, 162, 170
プロービング値　34, 35, 44, 60, 61, 80, 113, 140, 141, 157, 160, 173
プロービングチャート　121
プローブ　25, 41, 80, 86, 91, 114
プロフェッショナルケア　112, 133, 156, 157, 160, 166
フロントポジション　7, 25, 97
複屈曲型　25, 37
付着歯肉の幅の診査　118
変性セメント質　93
ポイントブラッシング　164
ホームポジション　97
ポジショニング　7, 35, 63, 85, 97, 99
ポリッシング　131, 144, 145
補強　90

ま

回し込み　41, 67, 94
ミニファイブ　61, 80, 105
ミュータンス菌スコア　121
ミラー像　6, 42
ミラーテクニック　5, 23
見かけ上の炎症　123, 155
メインテナンス　125, 133, 142, 144, 150, 151, 154, 158, 160, 163〜165, 175
モチベーション　112, 123〜125, 127,

131, 133, 149, 157, 162, 163, 175
モチベーションツール　131

ゆ

指の屈伸運動　53, 55, 67, 68, 73

ら

ライフスタイル　127
ライフステージ　161
ラクトバチラス菌スコア　121
ラストシャンク　5, 87
ラテラルサーフェス　5, 87
ラポール　111
ラミネートベニア　150
リスク検査　125
隣接面う蝕　170
ルートトランク　49
ルートプレーニング　86, 99, 102, 139, 155, 172, 174
レスト　48, 59, 66, 67, 73

わ

ワイヤーエッジ　89
ワンタフトブラシ　147, 159
ワンポイント TBI　123, 129, 133

欧

closed in open pull　95
Gr. No. 5　8, 10, 29, 30, 37, 38, 42
Gr. No. 6　8, 18, 28, 32, 37, 39, 40
Gr. No. 11　11〜14, 19〜22, 29, 30, 37, 38, 41, 42, 48, 50, 58, 59, 63, 70〜72, 74, 80, 81
Gr. No. 11/12　37
Gr. No. 12　11〜14, 19〜22, 28, 32, 37, 39〜41, 51, 54〜57, 63, 66, 68, 76, 78, 81
Gr. No. 13　11〜14, 19〜22, 29, 30, 37, 38, 42, 52〜57, 59, 61〜63, 66, 68, 76, 78, 81
Gr. No. 13/14　37
Gr. No. 14　11〜14, 19〜22, 28, 32, 37, 39, 40, 48, 50, 51, 57〜59, 61, 63, 70〜72, 74, 81
Gr. ミニ F　27
Gr. ミニ F. No. 5　9, 16, 17, 18, 42
Gr. ミニ F. No. 6　9, 10, 16, 17, 27, 33
Gr. ミニ F. No.11　52, 61, 75, 80
Gr. ミニ F. No. 12　27, 33, 54, 69
Gr. ミニ F. No.13　42, 69
Gr. ミニ F. No.14　27, 33, 52, 75
OHIS　125, 131
oral physiotherapy　103, 127
PMTC 器材　145
PTC　171
SRP　5, 35, 44, 45, 49, 55, 60〜63, 71, 79〜81, 89, 91, 93, 101〜103, 120, 123, 133, 134, 137, 140, 142, 155, 161, 164, 168, 169, 171, 174
TBI　101, 132
X 線写真　118, 121, 130, 133, 154

【著者略歴】

金子 真弓
- 1997年　奥羽大学歯学部卒業
- 1999年　東京医科歯科大学歯学部保存修復学講座歯科臨床研修過程修了
- 2005年　北山茂野歯科医院勤務
- 2011年　京都大学再生医科学研究所・臓器再建応用分野 研究生（現在に至る）

佐野 明美
- 1988年　大阪歯科学院専門学校卒業
- 1989年　北山茂野歯科医院勤務

茂野 啓示
- 1981年　岐阜歯科大学卒業
- 1989年　北山茂野歯科医院開設
- 1998年　京都大学再生医科学研究所・臓器再建応用分野　研究員
- 2003年　医学博士号取得（京都大学）
- 2005年　京都大学再生医科学研究所・臓器再建応用分野　講師（現在に至る）

〈学会関連〉
- 1995年　米国歯周病学会会員
- 1996年　日本歯周病学会会員
  - 日本補綴歯科学会会員
  - 日本人工臓器学会会員
- 2000年　日本炎症再生学会会員
  - 日本マイクロサージャリー学会会員
- 2010年　日本末梢神経学会会員

一から学ぶスケーリング・ルートプレーニング
―一歯ずつわかるパーフェクトSRP＆メインテナンス　　ISBN978-4-263-42225-0

2016年10月10日　第1版第1刷発行
2021年 4月 5日　第1版第2刷発行

著　金子　真弓
　　佐野　明美
編著　茂野　啓示
発行者　白石　泰夫
発行所　医歯薬出版株式会社

〒113-8612　東京都文京区本駒込1-7-10
TEL．(03) 5395-7638(編集)・7630(販売)
FAX．(03) 5395-7639(編集)・7633(販売)
https://www.ishiyaku.co.jp/
郵便振替番号 00190-5-13816

乱丁，落丁の際はお取り替えいたします　　印刷・木元省美堂／製本・愛千製本所
©Ishiyaku Publishers, Inc., 2016. Printed in Japan

本書の複製権・翻訳権・翻案権・上映権・譲渡権・貸与権・公衆送信権（送信可能化権を含む）・口述権は，医歯薬出版㈱が保有します．
本書を無断で複製する行為（コピー，スキャン，デジタルデータ化など）は，「私的使用のための複製」などの著作権法上の限られた例外を除き禁じられています．また私的使用に該当する場合であっても，請負業者等の第三者に依頼し上記の行為を行うことは違法となります．

JCOPY ＜出版者著作権管理機構 委託出版物＞
本書をコピーやスキャン等により複製される場合は，そのつど事前に出版者著作権管理機構（電話 03-5244-5088，FAX 03-5244-5089，e-mail：info@jcopy.or.jp）の許諾を得てください．